BERTHOLD BLOCK

KRANKGEHEILT

Warum wir Ärzten
nicht alles glauben sollten

ARTEMIS & WINKLER

Bibliografische Information der Deutschen Nationalbibliothek: Die Deutsche Nationalbibliothek verzeichnet diese Publikation in der Deutschen Nationalbibliografie;
detaillierte bibliografische Daten sind im Internet über http://dnb.d-nb.de abruf-
bar. © 2010 Patmos Verlag GmbH & Co. KG, Artemis & Winkler Verlag, Mannheim.
Alle Rechte vorbehalten. Autorenfoto Umschlagklappe: © privat. Umschlagmotiv
und Umschlaggestaltung: © init . Büro für Gestaltung, Bielefeld. Printed in Germany
ISBN 978-3-538-07302-9. **www.artemisundwinkler.de**

Inhalt

Wo wir sind – Medizin 2010
Eine Einstimmung

Ein Mensch, der heute geboren wird, hat eine Lebenserwartung von etwa achtzig Jahren. Er wird in dieser Lebensspanne voraussichtlich intensiver ärztlicher Aufmerksamkeit, Zuwendung und Erwartung ausgesetzt sein. Und zwar jeden Tag. An manchen Tagen wird er es spüren, an anderen nicht. Aber entkommen kann er der Medizin nicht.

Ärztliche Zuwendung beginnt lange vor der Geburt. Schon das Wachsen im Mutterleib wird beobachtet und kontrolliert. Häufig ist bereits die Zeugung eine Frucht ärztlicher Kunst. Und nicht selten hat die medizinische Planung des Wunschkindes schon lange vor der Zeugung begonnen: durch eine Fertilisierungsbehandlung der Mutter. Oder durch eine Beratung der Eltern über die besonders fruchtbaren Tage. Und die günstigste Beischlafposition.

Ärztliche Zuwendung erreicht ihren ersten dramatischen Höhepunkt bei der Geburt und dem ersten Schrei, der lauthals die Lebensfähigkeit des neuen Wesens dokumentiert. Und bei dessen Ausbleiben hektische lebensrettende Aktivität einsetzt.

Und dann: die Routineuntersuchungen der ersten Stunden und Tage, die Vorsorgeuntersuchungen U 1 bis U 10 im Kleinkindalter und beim Heranwachsenden. Wir müssen uns an die Hoden greifen lassen, um sicherzugehen, dass keiner von beiden in der Bauchhöhle geblieben ist, man schaut uns in Mund und Ohren, tastet Bruchpforten ab und taxiert den Grad unserer geschlechtlichen Reifung. Man beobachtet unsere Sprachentwicklung und Schiefhalsigkeit, und ich denke noch mit Mitgefühl daran, wie meine kleine Tochter auf der Toilette des Kinderarztes vergeblich um ein bisschen Urin für die notwendige Untersuchung gerungen hat.

Mit dem Ende der Pubertät tritt für die meisten von uns eine gewisse Phase der medizinischen Ruhe ein. Vielleicht kommt mal ein Schnupfen oder eine Bronchitis. Aber längst werden die Vorsorgeuntersuchungen der Jugendzeit auf das junge Erwachsenenalter ausgedehnt, und die Gesundheitschecks im reifen Alter beginnen immer früher. Das heißt im Klartext: Die medizinfreie

Lebensphase wird ständig kleiner. Sie wird ganz verschwinden. Ärztliche Kunst ist allgegenwärtig in unserer irdischen Existenz. Im Guten wie im Schlechten.

Medizin – als individuelle ärztliche Leistung bei Kummer und Sorgen, als öffentlicher Appell zu Schlanksein, Fitness und gesunder Ernährung, als behördliche Verordnung, die das Rauchen verbietet und Jugendlichen den Alkoholkonsum untersagt, nicht zuletzt als einklagbares Recht auf Blutdruckmittel, Hämorrhoidensalben oder Inkontinenzartikel – dominiert in einem Maße unsere Lebenswirklichkeit, wie das noch nie in der Geschichte der Menschheit der Fall war.

Und sie erzeugt viele Hoffnungen und Illusionen, aber auch Ängste. Der Mensch im Jahre 2010 lebt bewusst, gesund und plant sein Wohlbefinden. Er kontrolliert sein Gewicht, hält sich körperlich in Bewegung und beginnt immer früher Tabletten zu schlucken. Als Nahrungsergänzungsmittel, Schilddrüsenhormone oder Cholesterinsenker, Blutdruckmittel, Betablocker und später als Antidementiva – das sind jene Tabletten, mit denen das langsame Hinübergleiten in die intellektuelle Verdämmerung des Alters hinausgezögert werden soll. Weil wir schon eine so erstaunlich hohe Lebenserwartung haben, müssen wir immer mehr Menschen immer früher und intensiver behandeln, um noch einmal einige Monate herauszuschinden. Und da wir es gewohnt sind, uns während unseres gesunden Lebens als das absolute Zentrum ärztlicher Aufmerksamkeit zu sehen, übersehen wir, dass wir längst Teil einer riesigen Bevölkerungsherde geworden sind, die vom Gesundheitssystem nicht nur behandelt, sondern vor allem verwaltet wird. Und die Verwaltung folgt immer mehr behördlich verordneten Behandlungspfaden, Leitlinien, die bis ins kleinste Detail diagnostische Schritte und therapeutische Maßnahmen vorgeben, die zunächst noch wie medizinische Empfehlungen klingen, jedoch immer mehr einen verpflichtenden Charakter bekommen. Für den Arzt, aber auch für den Patienten. Weil die medizinischen Angebote immer leistungsfähiger werden, die Rechte und Ansprüche der Versicherten immer größer, das Leben immer länger und das Geld immer knapper, wird der Zwang zur Gesunderhaltung immer größer. Krankheit kostet zu viel.

Wir sollen uns gesund halten und werden, zunächst behutsam, dann verpflichtend, zur Teilnahme an Präventionsmaßnahmen gezwungen. Durch finanzielle Anreize und Drangsalierungen und – beunruhigenderweise – durch Gesetze und Verordnungen. Sie beginnen bei Lebensweise und Laborwerten und enden mit der Mammografie, der Darmspiegelung und der Abtastung der Prostata. Im günstigsten Falle führen diese Maßnahmen zu einem Gefühl der Sicherheit, im ungünstigsten zu Angst. Beides ist nicht gerechtfertigt. Weder steigern alle diese Maßnahmen die individuelle Sicherheit in relevanter Weise, noch führt das Ignorieren derselben zu einer spürbaren Lebenszeitverkürzung. Ob Blutdruck, Cholesterin, Brustkrebs-Screening oder PSA-Wertbestimmung: Der tatsächlich messbare Einfluss auf die Lebensqualität und Lebenszeit des einzelnen Menschen ist erheblich geringer als die Erwartung derjenigen, die all diese Untersuchungen machen lassen.

Und damit ist die moderne Medizin zu einem Angst machenden Faktor im Leben vieler Menschen geworden. Was teilweise natürlich unbeabsichtigt, ohne gezielten Willen und ohne eine Kontrolle geschehen ist, teilweise jedoch durchaus geplant, wenn auch in bester Absicht, aber eben nicht zuletzt auch aus ordinärem finanziellen Gewinnstreben.

Und an dieser Stelle treffen moderne Gesundheitsvorsorge und alte Urängste, das heißt Schulmedizin und atavistische, unausrottbare magische Vorstellungen von Gesundheit, Krankheit und Heilung in einem bizarren Rendezvous aufeinander.

Wir fühlen uns bedroht, weil unsere Lebenswirklichkeit von Normwerten abweicht, weil uns Killerfette umgeben und wir bei Brustschmerzen zu spät den Notarzt rufen. Wir haben Angst vor Darmpilzen, Elektrosmog und Feinstaub, und die Umgebung von Atomkraftwerken erscheint uns ebenso gefährlich wie der Vorstadtwald, in dem die Zecken lauern und uns die Borreliose anhängen. Eigenartigerweise tauchen nicht nur uralte Vorstellungen von Sünde und Strafe und Krankheit wieder auf, offen erkennbar oder unterschwellig erahnbar – und das bei sonst durchaus rational agierenden Menschen –, sondern sie erfahren eine Variierung durch neue Schuldzuweisungen. Wer sich nicht genügend um seine Gesundheit kümmert, ist selber schuld. Und so unterwerfen wir uns, mal schuldhaft-demütig, mal blind-begeistert einem Gesundheitsdiktat, das uns den Body-Mass-Index vorschreibt, das erforderliche Pensum an körperlicher Bewegung, die notwendige Trinkmenge und die Häufigkeit von Stuhlgang bis hin zur wünschenswerten Beischlaffrequenz.

Und alle Daten werden nebst Untersuchungen, Behandlungen und Maßnahmen fein säuberlich dokumentiert und elektronisch abgespeichert. Auf diese Weise entstehen Persönlichkeitsprofile von erstaunlichem Detailreichtum und Datenbanken, die kein Mensch mehr überblicken kann – die aber einer gezielten Einsicht jederzeit durch fast jedermann zugänglich sind. In Arztpraxen und Krankenhäusern, bei Kassenärztlichen Vereinigungen, Versicherungen und Sozialämtern, bei psychosozialen Beratungsstellen, Rehabilitationseinrichtungen und Gesundheitsämtern lagern Daten, von deren Existenz der Betroffene nicht die geringste Vorstellung hat. Die aber jederzeit, das heißt völlig unerwartet und möglicherweise unpassend, irgendwo wieder auftauchen können. Der frühere Drogenkonsum, die erhöhten Leberwerte, die psychotherapeutische Behandlung während der Lebenskrise, der Fußpilz und die Läuse.

Weil wir nicht wissen, wie viel jemand von uns weiß und erst recht nicht, wo es gespeichert und wohin es wann weitergegeben wurde, rutschen wir in ein System unkontrollierter Kontrolle. Und selbst wenn wir die Risiken ahnen und sie umgehen wollen: Wir können es nicht. Das alte Arztrecht und das behäbige Gesundheitssystem haben in der Vergangenheit mit den explodierenden Möglichkeiten elektronischer Datenverarbeitung ein Netz geschaffen, aus dem sich der Einzelne nicht befreien kann. In einem Zeitalter, das uns die größten bürgerlichen Freiheiten und Rechte gewährt, die es in Deutschland je gegeben hat, ist ein einfaches Recht nicht existent: Das Recht auf informelle Selbstbestimmung über unsere gesundheitlichen Daten. Im Jahre 2010 ist es aus standesrechtlichen Gründen nicht möglich, zum Arzt zu gehen, ihm eine medizinische Frage zu stellen und ihn aufzufordern, diese Frage und die Antwort nicht zu dokumentieren. Mit jedem Arztkontakt verbindet sich die Pflicht zur Dokumentation auch der scheinbar belanglosesten Kleinigkeit. Die dann unkontrollierte Wege gehen kann.

Die Begehrlichkeiten der Medizin enden auch dann nicht, wenn unser irdisches Dasein ein Ende gefunden hat. Nicht nur finden Sterben und Tod heute überwiegend in einem medizinischen Ambiente, in technisch hochgerüsteten Altenheimen oder im Krankenhaus statt. Selbst noch nach dem Eintritt des Todes werden unsere Einzelteile über Recyclingsysteme und Transplantationsprogramme einer weiteren medizinischen Verwertung zugeführt. Wir werden zu Lebzeiten – und unsere Angehörigen nach unserem Ableben – gezwungen, uns diesen Fragen zu stellen. Ob wir es wollen oder nicht.

Dann gibt es noch die Menschen, die ihren eigenen Tod überleben, die nicht sterben können. Es ist eine der steigenden Leistungsfähigkeit der Medizin innewohnende Gesetzmäßigkeit: Immer mehr Menschen werden immer älter und werden so ungewollt Zeuge ihres eigenen Verfalls. Sie erleben quälend und bewusst den Abbau ihres Gedächtnisses und ihrer intellektuellen Fähigkeiten und haben zunächst noch die Kenntnisse und das Wissen, sich ihr eigenes Schicksal als Demente auszumalen und darunter zu leiden. Um dann in das Schattenreich der fortschreitenden Persönlichkeitszerstörung abzugleiten, das als Morbus Alzheimer inzwischen populär und jedem geläufig ist.

Medizin am Anfang des dritten Jahrtausends ist ein ambivalentes Phänomen. Innerhalb der letzten 150 Jahre wurde unendlich viel mehr erreicht als in den mehreren tausend Jahren davor, in denen der Mensch versucht hat, Krankheiten zu verhindern. Ich bezweifle, dass ein derartiger Fortschritt noch einmal in der Menschheitsgeschichte möglich sein wird. Und ich habe auch meine Zweifel, ob ich ihn mir wünschen würde. Wollen wir wirklich 120 oder 130 Jahre alt werden? Und wenn, unter welchen Bedingungen? Mit Sicherheit werden wir bei vielen Erkrankungen weitere Fortschritte erzielen, die für den einzelnen Betroffenen segensreich wirken: Ich denke an Viruserkrankungen, Gelenkkrankheiten, an Arthrose, die nachlassende Sehfähigkeit vieler alter Menschen, vielleicht auch an den Morbus Parkinson, die Multiple Sklerose und an die Demenz. Chronische Erkrankungen, die schon jetzt im Vergleich zu früher erstaunlich gut behandelbar sind wie die Zuckerkrankheit oder das Asthma bronchiale, werden wahrscheinlich noch einfacher und besser zu behandeln sein.

Aber wir zahlen auch einen Preis dafür und wissen heute noch nicht, wie hoch er sein wird. Wir haben uns daran gewöhnt, die Leistungen der Medizin in Anspruch zu nehmen. Wir nehmen Pillen und bekommen künstliche Herzklappen und Hüften aus Titan, die Gallenblase wird über kleine Löcher in der Bauchdecke entfernt, bald wohl auch endoskopisch durch die Magenwand oder über die Scheide. Womöglich ambulant.

Wir haben Anspruch auf diese Leistungen. Wir sind Pflichtmitglieder der Krankenkassen und zahlen sehr viel Geld ein. Wir erwerben damit Rechte. Weil aber der Kostendruck immer mehr zunimmt, werden wir auch in die Pflicht genommen. Und langsam, fast unmerklich werden aus Empfehlungen und Angeboten Forderungen, Pflichten, Zwänge. Im Auto schnallen wir uns an, auf dem Motorrad tragen wir einen Helm. Bald auch auf dem Fahrrad. Marihuana dürfen wir nicht konsumieren, das Rauchen von Tabak ist innerhalb von Gebäuden verboten. Es gab auch schon Alkoholverbote, und in vielen Ländern gibt es sie noch. Und wie ist das mit Käse? Weich, lecker und zu 60 Prozent aus Fett bestehend? Oder mit Coca-Cola? Dem zuckergesättigten braunen Lieblingsgetränk der Jugend dieser Welt? Macht das nicht auch alles krank? Unversehens finden wir uns in einem Gesundheitssystem wieder, das seine Leistungen an Gegenleistungen knüpft. Gesunderhaltung und – Verzicht.

Der Einzelne in der verwirrenden Komplexität der Medizin: eine bizarre Mischung aus blindem Vertrauen und irrationalem Misstrauen, aus Informiertsein und völliger Gedankenlosigkeit, aus Fitness und der tiefsitzenden Angst vor dem Verlust der Gesundheit, aus Rationalität und Magie.

Verloren gehen die Dankbarkeit für ein geschenktes Leben und gesunde Tage, die Gelassenheit gegenüber der eigenen Individualität und ihrer potenziellen Verletzbarkeit. Und wir verlieren den Respekt vor Gesundheit, Krankheit, Alter und Tod. Aber das muss nicht sein. Auch der moderne Medizinbetrieb ist durchschaubar. Mit ein wenig Informieren und Nachdenken, mit etwas mehr Gelassenheit und etwas weniger Eifer bei Vorsorge und Kontrolle, bei Gesundheit und Krankheit.

1. Genormte Krankheit

DER MENSCH IN DER HERDE

Frau Sudhoff ist 63 Jahre alt. Sie fühlt sich wohl und ist gesund. Oder fast gesund. Seit zwei Wochen bemerkt sie immer wieder Blutauflagerungen auf dem Stuhl. Und jetzt macht sie sich Sorgen. Denn sie weiß natürlich, dass Blutabgang ein Zeichen für Darmkrebs sein kann. Sie hatte zunächst gehofft, dass die Blutung wieder aufhören würde. Tatsächlich, berichtet sie mir in unserem Gespräch, hatte sie bereits im Jahr zuvor einmal Blut auf dem Stuhl bemerkt. Damals hatte die Blutung nach drei oder vier Tagen aufgehört. Und eine ähnliche Episode war drei oder vier Monate zuvor aufgetreten. Und wieder war alles in Ordnung gekommen. Aber jetzt zieht sich die Sache schon über zwei Wochen hin, und von Tag zu Tag machte sich Frau Sudhoff größere Sorgen. So sitzt sie schließlich vor mir.

Ich könnte jetzt, rein theoretisch, mehrere denkbare Wege mit Frau Sudhoff gehen. Zum Beispiel könnte ich ihr sagen: »Ach wissen Sie, wenn das schon so lange geht, dann sind das wahrscheinlich Hämorrhoiden. Die bluten eben, und dann hört es auch wieder auf. Achten Sie auf Ihre Verdauung, essen Sie genügend Ballaststoffe und sorgen Sie dafür, dass Sie regelmäßig Stuhlgang haben. Dann lässt das mit den Hämorrhoiden auch nach.« Die Chance, dass die Blutung irgendwann aufhört, ist relativ groß. Und Frau Sudhoff wäre wohl auch zufrieden. Aber natürlich besteht eine gewisse Unsicherheit: Sind das wirklich nur Hämorrhoiden? Oder steckt nicht doch vielleicht etwas Schlimmeres dahinter? Also sage ich zu Frau Sudhoff: »Kommen Sie, ich schaue mir das mal an.«

Frau Sudhoff liegt dann seitlich auf der Untersuchungsliege, hat die Beine etwas angewinkelt und ich schaue auf den Darmausgang. Die Haut ist etwas wund, einige kleine Hautfalten sind zu erkennen, sogenannte Mariske, und beim Spreizen des Darmausgangs sehe ich, dass die zarte Haut des Analkanals etwas gereizt ist. Dann taste ich mit dem Zeigefinger. Nichts Auffälliges. Schließlich führe ich vorsichtig ein Metallrohr ein, ein Proktoskop, und über einen Lichtleiter bekomme ich Helligkeit. »Na, das sind ja ganz ordentliche Hämorrhoiden. Das werden die Übeltäter sein.«

Und damit könnte ich Frau Sudhoff nach Hause schicken. Sie hätte jetzt eine plausible Erklärung für ihre Blutung, eine Ursache, eine Diagnose: »blutende Hämorrhoiden«. Und damit wäre der Fall wahrscheinlich erledigt. Denn Hämorrhoiden sind bei einer 63-jährigen Frau sehr häufig. Man würde bei deutlich mehr als der Hälfte aller Menschen in ihrem Alter irgendeine Form von Hämorrhoiden sehen. Ich weiß das, aber Frau Sudhoff weiß es nicht. Und wenn sie jetzt nach Hause ginge, hätte sie das gute Gefühl: »Kein Darmkrebs. Es sind nur die Hämorrhoiden.«

Was Frau Sudhoff auch nicht weiß, ist Folgendes: Es ist durchaus möglich und keineswegs ganz selten, dass jemand blutet und Hämorrhoiden hat, aber die tatsächliche Blutungsquelle eine andere ist: nämlich eben doch ein Enddarmkrebs, der knapp oberhalb des Bereiches liegt, den ich mit dem Finger tasten und mit dem Proktoskop einsehen kann. Im Medizinerjargon heißt das: Jemand hat Läuse und Flöhe. Hämorrhoiden und Krebs. Also sage ich zu Frau Sudhoff: »Sie können ganz unbesorgt sein. Das sind bestimmt Ihre Hämorrhoiden, die da bluten. Aber wissen Sie was, in Ihrem Alter ist sowieso eine Darmspiegelung empfehlenswert, einfach mal zur Vorsorge. Sicherheitshalber sollte man doch mal den ganzen Darm untersuchen.« Das wird Frau Sudhoff verstehen. Nur wenn sie mir sagen würde: »Nein, Herr Doktor, das will ich aber nicht, das soll doch so unangenehm sein«, würde ich die Sache mit dem Darmkrebs erklären, der vielleicht gerade zehn Zentimeter oberhalb der Hämorrhoiden sitzt und vor sich hinblutet.

Drei Wochen später kommt Frau Sudhoff zur Spiegelung. Sie bekommt eine Spritze gegen die Schmerzen und eine zur Beruhigung. Vierzig Minuten später sitzt sie mir im Sprechzimmer gegenüber und ich kann ihr sagen: Es ist alles in Ordnung. Kein Tumor, kein Krebs, nur die Hämorrhoiden. Wenn diese weiterhin bluten, kann man sie behandeln. Die Sache hätte ein gutes Ende genommen.

Am gleichen Tag spiegele ich Herrn Klages. Er ist 69 Jahre alt und hatte eine ganz ähnliche Vorgeschichte wie Frau Sudhoff. Auch er hatte immer mal wieder geblutet. Und jetzt liegt er auf der Untersuchungsliege und ich führe eine Darmspiegelung durch. Vorsichtig schiebe ich den Schlauch des Koloskops in den Enddarm ein. Auch Herr Klages hat Hämorrhoiden. Sie sind nach den Abführmitteln, die er vor der Spiegelung einnehmen musste, gereizt und etwas blutig belegt. Schon nach 15 cm sehe ich aber die wirkliche Ursache der Blutauflagerungen. Ich sehe einen schmierig belegten, unregelmäßigen Tumor in Kastaniengröße. Als ich mit der Probenentnahmezange, die ich über das Koloskop vorgeschoben habe, die Schleimhaut in diesem Bereich berühre, spüre ich die bröckelige Konsistenz des Tumors und sehe auch sofort eine kleine Blutung. Die Schleimhaut ist, wie man sagt, vulnerabel, verletzlich. Herr Klages hat offenbar einen Dickdarmkrebs. Ich führe die Untersuchung zu Ende, spiegele also den kompletten Dickdarm, nehme Proben aus dem Tumor und beende dann die Untersuchung. Wenig später sitzen wir uns gegenüber.

»Gut, dass Sie gleich zu Ihrem Hausarzt gegangen sind, als Sie geblutet haben. Und gut, dass er Sie davon überzeugt hat, eine Darmspiegelung machen zu lassen.« Denn eigentlich hatte Herr Klages sich zunächst ziemlich dagegen gesträubt.»Sie haben im Enddarm einen Tumor, einen Darmkrebs. Aber ich denke, man kann ihn gut operieren. Und Sie sind ihn los.«

Sicher bin ich mir da natürlich nicht, aber furchtbar groß sieht der Tumor auch nicht aus. Und ich hoffe für Herrn Klages, dass sich auch hinter der Darmwand kein wesentlich größeres Problem verbirgt.

Aber meine Hoffnung erfüllt sich nicht. Der Tumor ist doch größer, als er bei der Darmspiegelung schien. Er ist relativ weit in die Umgebung gewachsen. Der Chirurg entfernt ihn, soweit man das beurteilen kann, komplett, inklusive der Lymphknotenstationen. Aber bei dieser Ausdehnung des Tumors ist die Prognose schlecht. Und so kommt, was zu befürchten war. Herr Klages erliegt seinem Tumor anderthalb Jahre später. Trotz zusätzlicher Bestrahlung und Chemotherapie. Der Krebs war im Becken als sogenanntes Lokalrezidiv wieder aufgetreten, und außerdem waren Lebermetastasen entstanden.

DARMKREBS Was unterscheidet Frau Sudhoff und Herrn Klages? Und was haben sie gemeinsam? Der Unterschied ist klar: Frau Sudhoff hat Hämorrhoiden und Herr Klages hatte Darmkrebs. Frau Sudhoff lebt und Herr Klages ist verstorben. Und die Gemeinsamkeit: Beide hatten aus dem Darm geblutet.

Und ich? Welche Rolle habe ich als Arzt bei alldem gespielt? Wenn man ehrlich ist, muss man sagen: Meine Rolle war in beiden Fällen ziemlich unbedeutend. Ich hätte Frau Sudhoff mit der

Proktoskopie, mit der alleinigen Untersuchung des Enddarms, glücklich machen können mit der Aussage: »Es sind nur die Hämorrhoiden, ich sehe keinen Krebs.« Und ich hätte recht gehabt, auch ohne die anschließende komplette Darmspiegelung. Meine Chance, recht zu haben, liegt in einer derartigen Situation bei über 90 Prozent.

Und bei Herrn Klages? Tatsächlich geholfen habe ich ihm auch nicht. Allenfalls in einem indirekten Sinne. Hätte ich ihn nicht untersucht und er wäre anderthalb Jahre später mit der tödlichen Diagnose konfrontiert worden, hätte er gesagt: »Der Doktor hat mich ja auch gar nicht untersucht.« Und seine Angehörigen hätten ihm beigepflichtet. Er wäre in der Gewissheit gestorben: »Wenn ich untersucht worden wäre, könnte ich jetzt weiterleben.« Ein Irrtum zwar, aber für ihn und die Hinterbliebenen eine absolute, traurige Gewissheit.

In Deutschland kann eine Darmspiegelung, wenn Beschwerden vorliegen, in aller Regel relativ rasch durchgeführt werden. Mit einem mäßigen Aufwand für den Patienten und zu einem akzeptablen Preis für die Krankenkasse. Wenn dann ein Darmkrebs vorliegt, steigen für den Patienten und die Kasse Aufwand und Kosten. Eine Krebsoperation ist ein großer Eingriff, und nicht selten liegt der Tumor so ungünstig, dass der Darmausgang mit seinen Verschlussmechanismen nicht gerettet werden kann und ein künstlicher Ausgang, ein sogenannter Anus praeter naturalis, nötig wird. Aber günstigenfalls stehen Einsatz und Aufwand in einem guten Verhältnis zum Ergebnis: nämlich dann, wenn eine Heilung erzielt wird. Komplizierter wird die Sache, wenn der Tumor gestreut hat. Dann verschieben sich die Relationen ganz erheblich. Ein Ergebnis steht von vornherein fest: Der Tumor wird nicht mehr geheilt. Und der Aufwand, um wenigstens das Ende hinauszuschieben, steigt unverhältnismäßig an. Die Bestrahlung und die Chemotherapie sind für den Betroffenen belastend und für die Krankenkasse sehr teuer.

Es gibt Länder, in denen ein Patient, der aus dem Darm blutet, Monate, vielleicht ein Jahr auf eine Darmspiegelung warten muss. Solche Länder gibt es auch in Europa. Und außerhalb Europas werden viele Menschen mit Darmblutungen nie gespiegelt. Und trotzdem muss die Sterblichkeit an Darmkrebs in diesen Ländern nicht unbedingt wesentlich über derjenigen in Deutschland liegen, und zwar aus folgenden drei Gründen: Die meisten Menschen, die bluten, haben Hämorrhoiden und keinen Krebs. Und die Patienten, die aus einem Darmkrebs bluten, haben einen fortgeschrittenen Tumor und die Prognose ist ohnehin schlecht. Und schließlich: Darmkrebs ist zwar nicht selten, aber auch nicht häufig.

In Deutschland bekommen sechs Prozent aller Menschen irgendwann in ihrem Leben Darmkrebs, und die Hälfte von ihnen, also drei Prozent der Bevölkerung, sterben daran. Wenn man die Sterblichkeit an Darmkrebs von drei auf, sagen wir mal, ein Prozent senken will, werden beachtliche Anstrengungen nötig sein. Und die prompte Spiegelung, wenn man blutet, dürfte nicht die geeignete Methode sein, und das aus zwei Gründen. Den einen haben wir bereits angesprochen: Als Herr Klages Blut im Stuhl bemerkte, war sein Tumor schon so groß, dass er in die Umgebung gestreut und offenbar auch Fernmetastasen gesetzt hatte. Häufiger jedoch ist eine andere Situation: Ein Tumor besteht und wird langsam immer größer und führt nicht zu einer erkennbaren Blutung. Vielleicht, weil er nur wenig blutet. Vielleicht auch, weil er relativ weit vom Darmausgang entfernt sitzt und das Blut mit dem Stuhl vermischt wird und so gar nicht mehr erkennbar ist. Diese ungünstige Situation ist schon lange bekannt. Und seit vierzig Jahren versucht man nun schon, durch Früherkennungsmaßnahmen, die sogenannte Krebsvorsorge, die Sterblichkeit durch Darmkrebs zu reduzieren.

Heute besteht die Krebsvorsorgeuntersuchung gegenüber Darmkrebs in der präventiven Koloskopie, der vorbeugenden Darmspiegelung. Allen Menschen ab Mitte fünfzig wird empfohlen, sich einer solchen zu unterziehen, gleichgültig, ob sie Beschwerden haben oder nicht. Bei der Spiegelung wird nach Polypen gefahndet. Polypen sind pilzartige Auswüchse aus der Schleimhaut, die sich nach Jahren, vielleicht sogar erst nach Jahrzehnten zu Darmkrebs entwickeln können. Man sieht in ihnen also bereits Veränderungen, die noch kein Krebs sind, aber zu Krebs werden können. Eine ideale Situation für die Vorsorge. Wenn Polypen festgestellt werden, werden sie mit einer Schlinge umfasst und abgetragen. Polypen findet man in einer gesunden Bevölkerung, mit zunehmendem Alter gehäuft, bei zehn bis 15 Prozent aller Menschen.

EINE WICHTIGE ZAHL Die meisten Menschen, die zu einer Darmspiegelung gehen, tun das mit gemischten Gefühlen. Nicht nur, weil die Situation unangenehm ist, sondern weil sie Angst vor dem Ergebnis haben. Sie fühlen sich in dieser Situation hilflos und sind nur auf einen Gedanken fixiert: Habe ich vielleicht schon Krebs? Das ist verständlich, aber natürlich falsch. Die Darmkrebsvorsorge ist eine Kollektivmaßnahme, die die Sterblichkeitsrate nur dann entscheidend senkt, wenn sie bei ziemlich vielen Menschen durchgeführt wird. Das lässt sich an folgendem Rechenbeispiel zeigen:

Von tausend Menschen, die in Deutschland sterben, sterben dreißig an Darmkrebs. Das heißt: 970 sterben nicht daran. Es ist bekannt, dass eine einmalige Spiegelung, durchgeführt nach dem fünfzigsten Lebensjahr, das Sterblichkeitsrisiko um 50 Prozent reduziert. Wenn man also tausend Menschen spiegelt, sterben nur noch fünfzehn von ihnen an Darmkrebs. Mit anderen Worten: Um fünfzehn Menschen zu retten, muss man tausend Menschen spiegeln. Um einen zu retten, muss man 1000 : 15 spiegeln, also 66 Menschen. 66 Menschen, denen die Spiegelung nichts nützt. Man nennt diese Zahl die number needed to treat, abgekürzt NNT. Sie besagt , bei wie vielen Menschen eine Maßnahme durchgeführt werden muss, um für einen das gewünschte Ziel zu erreichen. In diesem Falle: den Tod an Darmkrebs zu verhindern. Man kann also, etwas überspitzt, bei einem Patienten, der zur Krebsvorsorge kommt, sagen: Was wir jetzt machen, machen wir nicht für Sie, sondern Sie und 65 andere tun etwas für einen Einzigen. Aber wir wissen nicht, wer der Einzige ist. Es ist wie bei einer Lotterie. So sieht es aus. Viele Menschen, denen man das sagt, sehen einen ungläubig an. So haben sie das alles noch gar nicht betrachtet. Einer von 66. Aber ist das nun eine hohe Zahl? Ist das ein großer Aufwand, um ein Leben zu retten? Definitiv nicht. Es ist sogar eine extrem günstige Zahl. Denn vergessen wir nicht: Bisher war nur von einer Darmspiegelung jenseits des fünfzigsten Lebensjahres die Rede. Aufwand: Am Nachmittag davor Abführmittel nehmen, am nächsten Morgen kommen und vierzig Minuten Zeit investieren, von denen vielleicht fünf wirklich unangenehm sind.

RISIKOREDUKTION Die Sache mit der Darmspiegelung und der NNT war ja noch recht überschaubar, da es um eine einmalige Untersuchung ging. Einmal untersucht – 50-prozentige Reduktion des Risikos, irgendwann an Darmkrebs zu sterben. Etwas komplizierter liegen die Dinge bei chronischen Erkrankungen.

Nehmen wir Herrn Beyrich. Er ist 55 Jahre alt. Bei ihm wurde mehrfach der Blutdruck gemessen und die Werte lagen meistens bei 150 oder 160 mmHg für den oberen Wert und zwischen 95 und 100 für den unteren. Das ist zu hoch. Er hat damit ein um 25 Prozent höheres Risiko, in den nächsten zehn Jahren einen Herzinfarkt zu bekommen als jemand mit einem niedrigen Blutdruck. Also macht er sich Sorgen. Sind die Sorgen berechtigt? Immerhin: Wir reden hier von einem um 25 Prozent erhöhten Risiko. Herr Beyrich möchte nun wissen, ob er den hohen Blutdruck behandeln soll. Schwer zu entscheiden. Ich könnte ihm natürlich sagen: Aber sicher, das muss man behandeln. Und zwar mit Tabletten. Das wäre nach den Regeln der ärztlichen Kunst korrekt. Und zwar aus folgendem Grund: Herr Beyrich ist 55 Jahre alt. Seine Mutter ist mit 83 Jahren an einer Lungenentzündung gestorben und sein Vater mit 76 Jahren an einem Prostatakarzinom. Herr Beyrich raucht nicht und er hat keine Zuckerkrankheit. Seine Blutfettwerte sind leicht erhöht, das LDL-Cholesterin auf 140 mg/dl bei einem HDL von 65 mg/dl. Die Triglyceride liegen bei 210 mg/dl. Diese Angaben kann man zusammenfassen und aus ihnen das Risiko für Herrn Beyrich errechnen, in den nächsten zehn Jahren einen Herzinfarkt zu bekommen. Von hundert Menschen mit den Merkmalen von Herrn Beyrich werden vier einen Infarkt erleiden.

Wenn man jetzt bei diesen hundert Menschen den Blutdruck behandelt und auf einen Wert unter 130/90 mmHg bringt, so werden nur drei sterben. Also 25 Prozent weniger. Man nennt das eine relative Risikoreduktion, abgekürzt RRR. Die Sterblichkeit wird also um 25 Prozent reduziert. Das klingt gut. In dieser Situation wird man Herrn Beyrich auch eine medikamentöse Blutdrucksenkung empfehlen müssen. Denn das empfiehlt die Deutsche Hochdruckliga. Bei einem Blutdruck von 155/95 mmHg und dem Vorliegen eines weiteren Risikofaktors liegt ein mäßig erhöhtes Risiko für das Auftreten eines Herzinfarktes vor. Und das erhöhte LDL-Cholesterin ist ein Risikofaktor. Und bei einem mäßig erhöhten Herzinfarktrisiko wird eine medikamentöse Behandlung empfohlen. Herr Beyrich soll Tabletten nehmen. Für den Rest seines Lebens. Und er wird es tun, wenn ich es ihm rate.

Aber weiß er wirklich, was er tut? Wahrscheinlich nicht. Dabei ist es nur eine kleine Rechenaufgabe. Fast die gleiche wie oben beim Darmkrebsrisiko. Also noch einmal: Unbehandelt hat Herr Beyrich innerhalb der nächsten zehn Jahre ein Risiko von vier Prozent, einen Herzinfarkt zu bekommen. Das heißt, von hundert Männern mit seinen Merkmalen erleiden vier einen Infarkt. Und 96 nicht. Wenn man diese Männer jetzt behandelt, werden 25 Prozent der Infarkte verhindert. Und es bekommen nur drei der Männer einen Infarkt. Statt vier Prozent nur drei Prozent. Also ein Prozent weniger. Das nennt man die absolute Risikoreduktion, ARR. Und die einprozentige ARR klingt schon etwas anders als die 25-prozentige RRR. Um einen Infarkt zu verhindern, muss man hundert Männer zehn Jahre lang behandeln. Das klingt schon gar nicht mehr gut.

Herdenmedizin

Erinnern wir uns an Frau Sudhoff und Herrn Klages mit ihrer Blutung aus dem Darm. Sie haben eine klassische Behandlungssituation erlebt. Fast könnte man sagen: eine altmodische. Es besteht ein Beschwerdebild, man geht zum Arzt, es werden Untersuchungen durchgeführt und gegebenenfalls wird eine Krankheit behandelt. Die meisten Menschen denken immer noch in diesem Muster, wenn sie einen Arzt aufsuchen: »Ich bin krank«, sagen sie sich, »ich gehe zum Arzt und er wird mir dann helfen.«

Bis zur Mitte des vorigen Jahrhunderts und in vieler Hinsicht noch weit in die zweite Hälfte hinein war die Medizin von der Zuwendung zum Einzelnen geprägt. Es war der Einzelne, der den Arzt aufsuchte und dessen Hilfe in Anspruch nahm. Der Kranke fühlte sich als Individuum erkannt und versorgt.

Diese Vorstellung von medizinischer Versorgung hat das Bild vom Kranken und vom Arzt über Jahrtausende geprägt. Und prägt es noch. Wer krank ist, wer ein Leiden hat, geht zum Arzt, zu einer Person seines Vertrauens. Wer krank ist, hat dieses Vertrauen auch, und, was fast noch wichtiger ist, möchte dieses Vertrauen auch haben können. Dies ist einer der Gründe, warum der Arztberuf in der deutschen Bevölkerung seit Jahrzehnten das höchste Ansehen unter allen anderen Berufen genießt. Wir wollen dem Arzt einfach vertrauen und darum tun wir es.

Und über Jahrhunderte war es der Arzt, der über ein auch nach heutigen Kriterien beachtliches Wissen über Krankheitsanzeichen und besonders über die Prognose verfügte. Er konnte uns sagen: Es sieht gut aus oder es geht schief. Gegen Ende des 19. Jahrhunderts kam zu den damals schon beachtlichen diagnostischen Möglichkeiten eine Therapie hinzu, die diesen Namen nach heutigem Verständnis erstmals verdiente. Medizin wurde effektiv. Sie begann, ihre Möglichkeiten mit frappierender Geschwindigkeit im 20. Jahrhundert zu entfalten:

die Behandlung von Infektionskrankheiten mit Antibiotika, die Operation perforierter Geschwüre, entzündeter Blinddärme und Gallenblasen, die Behandlung der Zuckerkrankheit mit Insulin, die Dialysebehandlung bei Nierenversagen, die Beatmung bei Lungenversagen, die Wiederherstellung einer ausreichenden Durchblutung bei verstopften Herzkranzgefäßen durch die Bypassoperation. Und schließlich der Ersatz ganzer Organe durch die heroischen Leistungen der Organtransplantation. Das Bild medizinischer Leistungen in dieser Zeit ist durch die Diagnostik und Therapie beim Einzelnen geprägt. Es ist das Individuum, das ärztliche Zuwendung erwartet und bekommt. Die spürbar größere Sicherheit, die wir erfahren haben, und die erstaunliche Zunahme der Lebenserwartung auf achtzig Jahre werden überwiegend der verbesserten Leistungsfähigkeit der modernen Medizin zugeschrieben.

Im kollektiven Bewusstsein dominieren nach wie vor die ärztlichen Leistungen, die am Einzelnen vorgenommen werden: Blutentnahmen, Röntgenaufnahmen, endoskopische Untersuchungen, Computer- und Kernspintomografien. Nicht zu vergessen die Zuwendung im ärztlichen Gespräch, die Anamneseerhebung und die Intimität der körperlichen Untersuchung. Der Einzelne ist in einem nie da gewesenen Maße der Mittelpunkt individueller ärztlicher Zuwendung. Wir haben gelernt, diese Zuwendung als Selbstverständlichkeit zu erleben.

Wir möchten, dass der Doktor uns hilft, wenn wir krank sind, und dass die Krankenkasse die Kosten dieser Zuwendung übernimmt. Und beides funktioniert am Anfang des dritten Jahrtausends nicht mehr. Der unglaubliche Erfolg der Medizin des 20. Jahrhunderts im wahrscheinlich medizinisch erfolgreichsten Jahrhundert, das es je gab und je geben wird, ist endgültig vorbei.

Bei Frau Sudhoff und Herrn Klages, den beiden Patienten mit der Darmblutung, war das klassische Vorgehen wirkungslos. Frau Sudhoff wäre auch ohne weitere Untersuchung noch am Leben und Herr Klages ist trotz Diagnostik und Behandlung gestorben. Um in einer Bevölkerung die Lebenserwartung von 80 Jahren auf 81 Jahre zu erhöhen, bedarf es beachtlicher Anstrengungen. Individualisierte Medizin ist dazu völlig ungeeignet.

Die Steigerung der individuellen Sicherheit seit dem Ende des 19. Jahrhunderts und die Verlängerung der allgemeinen Lebenserwartung sind nur zum geringsten Teil individualisierter medizinischer Behandlung zuzuschreiben. Sie sind in erster Linie Folge einer besseren Ernährung, zunehmender Arbeitssicherheit, der verbesserten Wohnsituation, der allgemeinen Hygiene durch Kanalisation, Müllabfuhr und einem öffentlichen Gesundheitswesen. Und am Beginn des 21. Jahrhunderts sind in Mitteleuropa diese Möglichkeiten ebenso wie die der individualisierten Medizin weitgehend ausgereizt.

Eine relevante Verlängerung der Lebenserwartung ist nur noch möglich mit Diagnostik und Behandlung riesiger Kollektive: durch die Prävention und Behandlung derjenigen chronischen Erkrankungen, die die häufigsten Todesursachen darstellen: Herz- und Gefäßerkrankungen und Krebs. Damit werden immer mehr Menschen zu Teilen einer riesigen Herde, die einer kontinuierlichen medizinischen Zuwendung und Kontrolle ausgesetzt ist. Blutdruckeinstellung, Cholesterinsenkung, Sport und Gewichtskontrolle, Krebsvorsorge, richtige Ernährung, Betablocker, ACE-Hemmer und Aspirin, Reha-Sport, psychosoziale Rehabilitation und die Koronargruppe: Wir glauben, wir tun es für uns, und geraten in Panik, wenn der Blutdruck mal bei 170 liegt und das Cholesterin bei 280. Und ahnen nicht im Entferntesten, dass unsere Individualität dabei völlig unwichtig ist. Wir werden sinnvoll nur als Teil einer Herde von fünfzig oder hundert oder zweihundert Schafen behandelt, die zusammen mit uns all die Tabletten nehmen und die Maßnahmen durchführen, damit ein verfrühter Todesfall verhindert wird. Und verfrüht ist jeder Todesfall, der vor Erreichen der statistischen Lebenserwartung von achtzig Jahren eintritt.

In den ersten Jahren des 21. Jahrhunderts hat ein fundamentaler Wandel der Vorstellungen von Gesundheit, Krankheit, Diagnostik und Therapie begonnen. Das Individuum ist, in gesunden und kranken Tagen, Teil einer Massenmedizin geworden. Die meisten Betroffenen haben es nur noch nicht gemerkt. Und wir lassen sie in ihrem Unwissen.

Drei Wochen nach unserem ersten Gespräch sitzt mir Herr Beyrich noch einmal gegenüber. Er hat, so wie ich ihm geraten hatte, regelmäßig seinen Blutdruck gemessen. Die Werte hat er auf einem DIN-A5-Blatt tabellarisch aufgeschrieben. Ich halte das Papier in den Händen und gehe langsam die Werte durch. Sie liegen zwischen 150 und 160 systolisch und 95 und 100 diastolisch. Ich halte das Papier ziemlich lange in den Händen. Ich weiß nicht, was ich sagen soll. Lebenslange Therapie?

»Na ja«, sage ich, um etwas Zeit zu schinden.

Ich weiß immer noch nicht, was ich sagen soll.

»Nicht schlecht, aber natürlich auch nicht ideal.«

»Was würden Sie denn tun?«

»Also, um ehrlich zu sein: Ich habe meinen Blutdruck noch nie gemessen. Ich weiß auch nicht, was ich täte.«

Und nach einer Pause: »Übrigens, mal was völlig anderes. Sie sind jetzt 55. Sollten wir nicht mal eine Darmspiegelung bei Ihnen in Erwägung ziehen? Einfach mal so zur Vorsorge?« Herr Beyrich sieht mich fragend an.

»Ja« sage ich, »das ist eine gute Maßnahme, habe ich auch schon hinter mir.«

HERZINFARKT – EINE NATIONALE AUFGABE

Herr Wieland ist 68 Jahre alt und sucht mich auf, weil er in den letzten Wochen immer wieder Schmerzen in der Brust verspürt hatte.

»Das ist so ein Ziehen, hier so. Manchmal auch wie ein Druck.« Dabei streicht er mit seiner Hand über die linke Brusthälfte zur Schulter hoch und zum Oberarm.

»Wann tritt das denn auf?«, frage ich.

»Ach, das kann ich so gar nicht sagen, aber vorige Woche war das wieder«, lautet die etwas vage Antwort.

»Na, ist das denn in Ruhe oder bei Belastung?«

»Nein, nicht in Ruhe. Mehr so, wenn ich mich anstrenge. Also vorige Woche, als es kalt war und ich so schnell nach Hause wollte, da war es ganz schlimm. Ich musste erst mal stehen bleiben.« Und dann, mit einem etwas hilflos fragenden Blick: »Ich dachte, ich sterbe.«

»Und? Als Sie stehen blieben?«

»Ja, dann wurde es besser.«

»Wie lange hält der Schmerz denn in der Regel an?«

»Ach, das ist gar nicht lang, zehn Minuten, eine Viertelstunde, länger nicht.«

Herr Wieland ist schon länger bei mir in Behandlung. Er ist etwas übergewichtig und hat seit einem Jahr Alterszucker. Am Anfang war noch keine medikamentöse Behandlung nötig, er hatte es geschafft, 5 kg Gewicht abzunehmen und hatte auch seine Kost umgestellt. Aber dann hatte er wieder zugenommen, und seit zwei Monaten nimmt er nun Tabletten. Auch seine Cholesterinwerte sind nicht optimal. Er weigerte sich aber, auch dagegen Medikamente zu nehmen. Kurz: bei Herrn Wieland spricht einiges dafür, dass er etwas an den Herzkranzgefäßen hat, eine koronare Herzkrankheit, abgekürzt KHK. Er ist ein Kandidat für einen Herzinfarkt.

HERZSCHMERZEN Das Krankheitsbild, das Herr Wieland beschreibt, ist den Menschen seit dem Altertum bekannt. Die älteste bekannte Beschreibung hat der römische Philosoph und Schriftsteller Seneca hinterlassen: »Der Anfall ist kurz, aber heftig. Er dauert ungefähr eine Stunde. Ich habe schon viele Schmerzen und Krisen erlebt, aber keine erscheint mir unangenehmer. Alles andere ist Krankheit. Dies aber heißt, mit dem Tode kämpfen. Darum nennen die Ärzte diesen Schmerz auch die Vorbereitung auf den Tod.« Heute wird das Beschwerdebild als Angina pectoris bezeichnet, als Brustenge. Den Begriff hat der englische Arzt William Heberden im Jahre 1768 geprägt.

Was passiert eigentlich während eines solchen Angina pectoris-Anfalls, der »unangenehmer als alle anderen Schmerzen ist und einen mit dem Tode kämpfen lässt«?

Die KHK und damit die Angina pectoris ist die Folge einer eigenartigen Situation am menschlichen Herzen. Auf der einen Seite ist das Herz der Muskel des Menschen, der im Laufe des Lebens die größte Aktivität zeigt. Zwischen sechzig- und hundertmal in der Minute zieht er sich zusammen. Für diese Leistung benötigt er Sauerstoff, und zwar ziemlich viel. Die Blut- und Sauerstoffversorgung erfolgt über die Koronararterien. Also die Blutgefäße, die unmittelbar an der Wurzel der Hauptschlagader, der Aorta, entspringen und wie ein Kranz, eine Corona, um das Herz herum und in den Herzmuskel hinein verlaufen. Diese Koronargefäße werden mit zunehmendem Alter enger. Es besteht dann eine Mangelsituation: Bei einer körperlichen Mehrbelastung, wenn also auch das Herz vermehrt arbeiten muss, reicht unter Umständen die Sauerstoffversorgung für den Herzmuskel nicht mehr aus. Und Sauerstoffmangel im Muskel tut weh.

Es ist in gewisser Weise eine tragische Situation: Ausgerechnet die Blutgefäße, die den Muskel versorgen, der im Körper das meiste leistet, altern schneller als andere Gefäße. Woran das liegt? Nach gängiger Lehrmeinung dürfte eine ganz einfache Tatsache eine Rolle bei dieser Alterung spielen: siebzigmal in der Minute zieht sich der Herzmuskel zusammen und macht dabei auch eine gewisse Rotationsbewegung durch. In diese permanenten Bewegungen sind natürlich auch die Herzkranzgefäße involviert. Auf sie wirken ständig rhythmische Dehnbewegungen und Zerrungen ein. Und diese lassen die zarte Gefäßinnenhaut schneller altern und begünstigen so eine Verhärtung der Gefäßwand und, noch unangenehmer, eine Verengung.

Beschwerden treten meistens erst dann auf, wenn deutlich mehr als die Hälfte des Gefäßquerschnittes nicht mehr durchlässig ist. Und selbst sehr hochgradige Verengungen, bei denen 90 Prozent des Lumens nicht mehr durchgängig sind, führen oft erst bei einem erheblichen Mehrbedarf an Sauerstoff, besonders bei körperlicher Belastung, zu Schmerzen – die dann prompt nachlassen, wenn die Belastung reduziert wird und das Herz wieder weniger leisten muss. Man nennt das: stabile Angina pectoris. Der Schmerz entsteht ab einem bestimmten Belastungsniveau und lässt wieder nach, wenn das Herz weniger arbeiten muss.

Alles spricht also dafür, dass bei Herrn Wieland eine ernste Situation vorliegt. Man muss reagieren.

»Also, Herr Wieland, das muss dann wohl mal abgeklärt werden«, eröffne ich ihm. »Und das muss man gründlich machen und auch ernst nehmen. Nicht, dass das noch vom Herzen kommt«, ergänze ich euphemistisch, um ihn langsam an die etwas bittere Wahrheit heranzuführen: Das klingt alles nicht gut. Das klingt nach einem drohenden Infarkt.

»Na, Herr Doktor, horchen Sie mich doch erst mal ab. Ich glaube, das ist nicht so schlimm.«

»Ja natürlich horche ich Sie ab. Aber das wird nicht reichen. Wir müssen uns jetzt doch mal ernsthaft unterhalten. Denn es geht ja schließlich um Ihr Herz.«

25

Was folgt, ist der übliche Gang: EKG, Belastungs-EKG, Echokardiografie. Und schließlich die Koronarangiografie, salopp auch Herzkatheter genannt. Bei dieser Untersuchung wurde dann schließlich eine umschriebene Verengung in einem Herzkranzgefäß sichtbar. Dieses konnte noch während der Untersuchung geweitet und mit einem kleinen Gitterröhrchen, einem Stent, versorgt werden.

EIN KATASTROPHALES EREIGNIS Herr Wieland hat, als er seine Herzschmerzen bekam, in gewisser Weise Glück gehabt. Er ist gewarnt worden, weil sich die drohende Gefahr durch die Angina-pectoris-Anfälle ankündigte. Und man reagieren konnte.

Das Glück hatte Herr Papageorgiou nicht. Er ist 59 Jahre alt, betreibt eine gutgehende griechische Gaststätte, hat aber auch eine Menge Stress. Er arbeitet 12 Stunden am Tag. Und raucht – schließlich ist er Grieche – wie ein Schlot. Er hatte noch nie Herzschmerzen gehabt. Bis zu dem Tag, als ihm ein vernichtender Druck den Brustkorb abschnürte. Herr Papageorgiou ist nicht eben zimperlich und zog sich erst mal in seine hinteren Räumlichkeiten zurück. Kurz glaubte er dann auch, es werde besser. Aber dann nahm der Schmerz wieder zu. Irgendwann wurde er vorne im Lokal vermisst. Und seine Frau fand ihn, schmerzgeplagt, in seinem Büro. Und tat das, was ihm vielleicht das Leben gerettet hat. Sie rief den Rettungswagen. Im Krankenwagen bekam er Infusionen und schließlich Morphin. Der Schmerz ließ etwas nach, verließ ihn aber nicht ganz. Im Krankenhaus wurde dann ein Herzinfarkt festgestellt. Ein sogenannter Vorderwandinfarkt.

Was war bei Herrn Papageorgiou in diesen Stunden passiert? Was geschieht während eines Infarktes im Herzen? Stellen wir uns einmal ein Herzkranzgefäß vor. Und darin, an einer Stelle, eine umschriebene, ausgeprägte Fettablagerung, eine Plaque. Diese tropfenartige Verdickung ist in ihrem Zentrum weich. Die Herzkranzgefäße sind, wie alle Blutgefäße, innen mit einer zarten Haut, der Gefäßintima, ausgekleidet. Diese ist im Randbereich der Plaquebildung noch zart und nachgiebig, also normal. Über der Plaque selbst jedoch ist sie chronisch beschädigt, derb und hart. Und darunter liegt das weiche, fetthaltige Plaquematerial. Wenn wir uns jetzt vorstellen, dass das Herz siebzig- oder achtzigmal in der Minute schlägt und mit jedem Schlag eine leichte Rotation vollführt, so können wir uns auch gut vorstellen, welche Zug- und

Scherkräfte im Randbereich zwischen gesunder Intima und der derben Deckplatte über der Plaque entstehen. Wenn es jetzt nur zu kleinsten Rissen kommt, keinen Millimeter groß, kann eine katastrophale Kaskade ausgelöst werden, die innerhalb von Sekunden oder Minuten den gesamten Organismus umbringt. Ursache ist eine eigentlich sinnvolle Reparatureinrichtung des menschlichen Körpers. Bekanntermaßen ist Blut flüssig und zirkuliert permanent in unserem Gefäßsystem, ohne zu gerinnen.

Nun sind wir natürlich im Laufe der Evolution zahlreichen Verletzungen ausgesetzt gewesen, in denen unser Gefäßsystem ein Leck bekam. Dass wir und alle die Lebewesen, in denen Blut zirkuliert, nicht an solchen Leckagen verblutet und schließlich ausgestorben sind, liegt an unserer verblüffenden Fähigkeit, diese Löcher prompt abzudichten. Wir haben dafür das äußerst komplexe und wirkungsvolle System der Blutgerinnung. Ein System mit einer erstaunlichen Eigenschaft zur Selbstreparatur. Stellen wir uns vor, wir schneiden uns in den Finger. Gewebe wird verletzt. Prompt bleiben an den verletzten Gewebsrändern Blutplättchen, Thrombozyten, kleben und beginnen zum einen, das Loch zu verstopfen, und zum anderen aktivieren sie weitere Schritte der Blutgerinnung. Irgendwann hört die Blutung auf. Und wir überleben.

Was uns bei der Schnittverletzung rettet, tötet uns bei den erwähnten kleinen Rissen der Gefäßintima in den Koronargefäßen. Die Risse werden von den Thrombozyten völlig korrekt als Verletzungen erkannt, die abgedichtet werden müssen. Und das tun sie schnell und effizient. Sie dichten den Defekt ab und aktivieren die weitere Blutgerinnung. Und zwar so wirkungsvoll, dass dann unter Umständen das klein angelegte, durch Kalkablagerungen weiter verengte Gefäß komplett verstopft wird. Wir haben einen Infarkt. Infarctus ist lateinisch und bedeutet nichts anderes als Verstopfung. Wenn diese Verstopfung an einer ungünstigen Stelle auftritt, kann sie die gesamte Funktion des Herzens zum Erliegen bringen und damit innerhalb von Sekunden den Tod herbeiführen.

Das Tückische ist: In zwei Drittel der Fälle kündigt sich ein derartig katastrophales Ereignis vorher nicht an. Es trifft die Menschen aus völligem Wohlbefinden heraus.

Was Herrn Wieland und Herrn Papageorgiou passiert ist, ist nichts Ungewöhnliches. Es kommt sogar recht häufig vor. Das war nicht immer so.

EINE NEUE EPIDEMIE 1892 bezeichnete Sir William Osler, Professor an der berühmten Johns-Hopkins-Universität, die koronare Herzkrankheit als relativ selten. Um 1900 waren zehn Prozent aller Todesfälle in Deutschland Folge dieser Erkrankung. Im Jahre 2003 war fast jeder fünfte Tote in Deutschland Opfer der KHK. Die chronisch koronare Herzerkrankung und der akute Herzinfarkt führen die Todesursachenstatistik in Deutschland mit zwölf und acht Prozent an. Für diesen Anstieg dürfte es mehrere Ursachen geben. Zum einen ist die KHK eine Erkrankung, die älter werdende Menschen betrifft. Und wer im 19. Jahrhundert mit 35 Jahren an Tuberkulose starb, konnte mit 63 keinen Herzinfarkt bekommen. Zum anderen sind die diagnostischen Möglichkeiten, eine chronische KHK oder einen Herzinfarkt überhaupt festzustellen, seither wesentlich besser geworden.

Noch im ersten Drittel des 20. Jahrhunderts konnte ein Herzinfarkt nicht völlig sicher festgestellt werden. Die Diagnose basierte allein auf dem typischen Beschwerdebild oder dem Sektionsbefund, wenn der Infarkt nicht überlebt wurde. Erst die Einführung des EKG, des Elektrokardiogrammes, ermöglichte die Diagnosestellung aufgrund nachprüfbarer, reproduzierbarer Befunde.

Mit Herrn Wieland und Herrn Papageorgiou haben wir eine Krankheit kennengelernt, die in klassischer Weise ein Paradoxon der modernen Medizin erkennen lässt: Je besser die Medizin, desto kränker wird die Bevölkerung. Wie ist das zu verstehen? Beide, Herr Wieland und Herr Papageorgiou, haben ein häufig tödlich verlaufendes Krankheitsbild. Was mit Herrn Wieland in den nächsten Monaten oder Jahren passiert wäre, lässt sich für diesen individuellen Fall sicher nicht sagen. Aber das Risiko, innerhalb der nächsten Jahre einen Herzinfarkt zu erleiden und auch daran zu versterben, wäre beachtlich. Und Herr Papageorgiou? Er hat zunächst schon einmal großes Glück gehabt. Die Hälfte aller betroffenen Menschen überlebt einen Herzinfarkt nicht. Zwei Drittel von ihnen sterben, bevor sie das Krankenhaus erreichen, ein Drittel stirbt dann trotz intensivmedizinischer Bemühungen.

Beiden Patienten aber konnte geholfen werden. Bei ihnen werden Behandlungen erfolgen, die ihre Lebenserwartung deutlich verbessern werden. Sie werden zu chronisch Kranken. Nicht trotz, sondern gerade wegen der Leistungsfähigkeit der Medizin. Ohne

Medizin würden sie nämlich früher sterben. Deutlich früher. Je besser die Medizin, desto mehr Menschen leiden an chronischen Krankheiten.

Es ist also die Medizin, die auf diese Weise ihre eigene Notwendigkeit selbst produziert. Und dies gilt ganz besonders bei der koronaren Herzkrankheit. Denn ärztliche Kunst ist nicht im Entferntesten in der Lage, den natürlichen Alterungsprozess, der bereits in der Jugend beginnt, zu verhindern. Ärztliche Kunst, ärztliches Wissen und ärztliche Empfehlungen und Therapien können allenfalls dazu beitragen, diesen Prozess zu verlangsamen und vielleicht einen Teil der katastrophalen Folgen zu verhindern. Solange zu verhindern, bis die Menschen an etwas anderem sterben als an ihrer KHK. Aber sterben werden sie, und die meisten werden als Kranke sterben. Und nicht als Gesunde oder an so etwas Altmodischem wie Altersschwäche.

Wie viele Menschen in Deutschland eine gesundheitlich relevante KHK haben, ist nicht genau bekannt. Die Arzneimittelkommission der deutschen Ärzteschaft schätzt, dass zirka drei Millionen Menschen mit dieser Erkrankung in Deutschland leben. Die also beobachtet, kontrolliert und dauerhaft behandelt werden und bei denen immer wieder teure diagnostische Eingriffe und womöglich noch zusätzliche therapeutische Maßnahmen wie Stent-Implantationen oder Bypassoperationen notwendig sind. Anders formuliert: Es gibt in Deutschland ein Heer von Herzkranken, deren Betreuung finanziert werden muss.

Und damit sind wir bei einem etwas bedrückenden Thema. Es ist der radikale Wandel ärztlicher Tätigkeit im Umgang mit kranken Menschen.

Herr Wieland und Herr Papageorgiou hatten ihre Krankheit noch als individuelles Schicksal erlebt, mit dem sie sich in ärztliche Behandlung begeben hatten. So, wie es seit mehreren tausend Jahren üblich war. Vielleicht früher nicht besonders wirkungsvoll, aber doch in einer Weise, die unsere Vorstellung von ärztlicher Fürsorge geprägt hat. Diese Form individueller Krankheitserfahrung und individueller ärztlicher Kunst ist im Begriff zu verschwinden. Nicht zuletzt wegen der enormen Kosten, die bei der Behandlung dieser Kranken entstehen, sind Diagnose und Therapie einer so weitverbreiteten Krankheit wie der KHK zu einer nationalen Aufgabe geworden.

EINE NATIONALE AUFGABE Seit über zweitausend Jahren wird
medizinisches Wissen in mehr oder weniger geregelter Form von
Lehrern an Schüler weitergegeben. Es gab die ärztlichen Traditio-
nen und Schulen bei den Griechen, den Römern, den Arabern, und
dann, in der frühen Neuzeit wieder in Italien und in den anderen
europäischen Ländern. Viele Vorstellungen von Gesundheit und
Krankheit haben sich über Hunderte von Jahren gehalten. Obwohl
sie nichts mit der Wirklichkeit zu tun hatten. Aber schließlich,
erst langsam, dann sprunghaft und im letzten Jahrhundert mit
einem erstaunlichen Tempozuwachs wurde das Wissen über den
gesunden und den kranken Körper und die Fähigkeit, krankhafte
Prozesse zu beeinflussen, erweitert. Es entstand das, was wir die
moderne, naturwissenschaftliche Medizin nennen. Eine Medizin,
die auch funktioniert. Krankheiten wurden verstanden und
erkannt, sie wurden geheilt oder zumindest gelindert, die Lebenserwartung wurde verlängert und die Lebensqualität stieg. Und
doch: Wenn man ein Lehrbuch der Inneren Medizin von 1908 auf-
schlägt, ist man erstaunt über das Nebeneinander von korrekten,
teilweise auch präzisen Einschätzungen von Krankheiten und,
nach heutigen Kriterien, völlig falschen Vorstellungen. Und man
ist erstaunt über den autoritären Duktus, mit dem medizinisches
Wissen vermittelt wurde. Das 20. Jahrhundert war bis in die 90er-
Jahre geprägt von einem Lehrbuchwissen, das zwar nach den
klassischen Regeln naturwissenschaftlichen Erkenntnisgewinns
erarbeitet worden war und ständig aktualisiert wurde, dessen
Grundzug jedoch weiterhin in einer universitären, autoritativen
Lehrmeinung bestand. In den 1990er-Jahren entwickelte sich
dann ein neues Verständnis von Medizin, das durch den Begriff
der evidence-based medicine in eine prägnante Formel gebracht
wurde. EBM. Das bedeutete: Jede Aussage, die ich zu einem medizinischen Sachverhalt treffe, soll im Hinblick auf ihren Wahrheits-
gehalt überprüfbar sein. Die Basis dieser Überprüfbarkeit in der
klinischen Medizin bildet die nach klar definierten Regeln durch-
geführte Studie. Und in dem Maße, in dem die Regeln angewendet
wurden, erkannte man die lückenhafte Basis vieler medizinischer
Lehrmeinungen.

Seit 2006 gibt es die »Nationale Versorgungsleitlinie chronische KHK«. Dies ist ein Text, der in der Fassung von 2007 einen
Umfang von 201 Seiten hat. Die Leitlinie wird herausgegeben von

der Bundesärztekammer, der Kassenärztlichen Bundesvereinigung und der Arbeitsgemeinschaft wissenschaftlicher und medizinischer Fachgesellschaften. Außerdem von der Arzneimittelkommission der Deutschen Ärzteschaft, der Deutschen Gesellschaft für Allgemeinmedizin und Familienmedizin e. V., der Deutschen Gesellschaft für Innere Medizin e. V., der Deutschen Gesellschaft für Kardiologie/Herz- und Kreislaufforschung e. V., der Deutschen Gesellschaft für Prävention und Rehabilitation von Herz- und Kreislauferkrankungen e. V., der Deutschen Gesellschaft für Thorax-, Herz- und Gefäßchirurgie e. V. Die Redaktion und Pflege obliegt dem Ärztlichen Zentrum für Qualität in der Medizin, ÄZQ, in Berlin. Die Leitlinie wurde am 22. Januar 2006 verabschiedet. Sie trägt, wie der Joghurt im Supermarkt, ein Verfallsdatum. Es ist der 31. Mai 2010. Bis dahin ist sie längstens gültig.

Die Nationale Versorgungsleitlinie KHK regelt bis ins Detail das Vorgehen bei Menschen mit Herzschmerzen und einer koronaren Herzkrankheit. Die ärztliche Kunst ist dabei Opfer ihres eigenen Fortschritts und droht ersetzt zu werden durch eine behördliche Form medizinischer Regulierung. Was ist passiert?

Als Herr Wieland mich aufgesucht hat, bin ich mit ihm einen klassischen Weg gegangen. Ich habe ihn nach den Beschwerden gefragt, ihn untersucht und weitere Untersuchungen veranlasst. Mit der Erfahrung als Arzt ist die Diagnose oder zumindest die gut begründbare Verdachtsdiagnose KHK dann ziemlich sicher geworden.

Ich hätte das alles auch ganz anders machen können. Und vielleicht muss ich es in Zukunft auch anders machen. Dann muss ich eine konsequente leitlinienkonforme Diagnostik durchführen. Eine leitlinienkonforme Diagnostik? Was ist das? Kommen wir zu Herrn Wieland. Als er mit seinen 68 Jahren und den Brustschmerzen vor mir saß, hätte ich auch Folgendes tun können: Ich hätte genau vier Angaben von Herrn Wieland gebraucht. Drei davon waren mir bereits bekannt. Erstens das Geschlecht: Herr Wieland ist ein Mann. Zweitens das Alter: Herr Wieland ist 68. Drittens: Liegen Risikofaktoren vor? Nämlich: Zuckerkrankheit, Fettstoffwechselstörung oder Zigarettenkonsum?

Bliebe als Viertes die Frage nach der Art und den Umständen der Brustschmerzen. Die Nationale Versorgungsleitlinie KHK charakterisiert drei Beschwerden als sogenannte »typische Angina pectoris«, also als typische Brustenge:

- Schmerzen oder Beschwerden hinter dem Brustbein
- durch körperliche Belastung oder emotionalen Stress auslösbar
- Besserung in Ruhe oder nach Benutzung von Nitrospray.

Davon abgegrenzt wird die sogenannte »atypische Angina pectoris«. Diese ist dadurch charakterisiert, dass einer der drei oben genannten Punkte nicht zutrifft. Dann gibt es noch den nichtanginösen Brustschmerz, also den Brustschmerz, der weder eine »typische« noch eine »atypische Angina pectoris« ist.

Aus den vier Angaben Geschlecht, Alter, Vorliegen eines Risikofaktors und Schmerztyp lässt sich die Wahrscheinlichkeit errechnen, mit der bei Herrn Wieland eine KHK vorliegt. Diese Berechnung brauche ich nicht zu machen. Hierfür gibt es eine Tabelle, die 48 Zahlengruppen enthält. Die Zahlen geben die sogenannte »Vortestwahrscheinlichkeit« wieder, mit der ein Patient eine KHK hat.

Alter [Jahre]	Männer	Frauen	Männer	Frauen	Männer	Frauen
	Nicht anginöse Brustschmerzen		Atypische Angina		Typische Angina	
35	3 – 35	1 – 19	8 – 59	2 – 39	30 – 88	10 – 78
45	9 – 47	2 – 22	21 – 70	5 – 43	51 – 92	20 – 79
55	23 – 59	4 – 25	45 – 79	10 – 47	80 – 95	38 – 82
65	49 – 69	9 – 29	71 – 86	20 – 51	93 – 97	56 – 84

Die erste Zahl steht für das Risiko für Patienten ohne kardiovaskuläre Risikofaktoren, die zweite Zahl für Hochrisikopatienten mit Diabetes mellitus, Hyperlipoproteinämie und Nikotinabusus (Angaben in Prozent).

Herr Wieland würde also bei 97 Prozent landen. Das heißt: Es besteht ein hohes KHK-Risiko. Ein mittleres KHK-Risiko besteht, wenn die Wahrscheinlichkeit zwischen zehn und 90 Prozent liegt. Und ein niedriges Risiko liegt bei einer Wahrscheinlichkeit unter zehn Prozent vor. Der Test, mit dem dann die definitive, 100-prozentige Zuordnung von Herrn Wieland erfolgt, ist die Koronarangiografie, die radiologische Darstellung der Herzkranzgefäße.

Rekapitulieren wir: Um mit bereits 97-prozentiger Wahrscheinlichkeit sagen zu können, dass die Ursache der Beschwerden von Herrn Wieland eine Verkalkung der Herzkranzgefäße ist, braucht es nur minimale Angaben. Herr Wieland hätte die Diagnose selbst stellen können. Er hätte am Rechner eingegeben: Sein Geschlecht, sein Alter, er hätte die Frage beantwortet, ob er raucht, zuckerkrank ist oder eine Fettstoffwechselstörung hat, und er hätte die Umstände seiner Beschwerden benennen können. In Sekundenbruchteilen hätte ihm der Rechner sagen können: Sie haben mit 97-prozentiger Wahrscheinlichkeit eine KHK, und die muss weiter abgeklärt werden. Ich wäre überflüssig gewesen.

Nun kann man sagen: Ja, das ist auch eine besondere Situation mit einer 97-prozentigen Wahrscheinlichkeit. Aber wie ist das bei einer Frau, die 38 Jahre alt ist, keine Zuckerkrankheit hat, keine Fettstoffwechselstörung, aber fünfzehn Zigaretten am Tag raucht? Und deren Schmerzen in die Gruppe der »nichtanginösen Brustschmerzen« gehören? Sehen wir mal in der Tabelle nach. Die Frau hätte ein 19-22-prozentiges KHK-Risiko. Und das heißt: Auch bei ihr muss eine weitere Diagnostik erfolgen. Denn: Ab einem mittleren Risiko für eine KHK, also ab zehn Prozent, soll das geschehen. Auch diese Frau hätte nicht zum Hausarzt gehen müssen. Sie hätte gleich die weitergehende Diagnostik durchführen lassen können. Auf der sogenannten kardiologischen Versorgungsebene. So sieht es die Leitlinie vor.

Ist der Hausarzt also bei Herrn Wieland und der 38-jährigen Raucherin überflüssig? Das meinen die Autoren der Leitlinie bestimmt nicht. Aber: Ein Problem ergibt sich schon. Technisch ist es nämlich ganz einfach, den Hausarzt zu übergehen. Die Krankenkasse könnte online einen Service anbieten zur Abschätzung des eigenen KHK-Risikos. Und für die Senioren, die nicht mit dem Computer zurechtkommen, gäbe es einen Schalter in ihrer Geschäftsstelle. Um für die Diagnosestellung »abklärungsbedürftiger Verdacht auf koronare Herzkrankheit« qualifiziert zu werden, bräuchte ein durchschnittlich begabter Angestellter etwa zehn Minuten. Man muss ihm nur die Eingabe von »nicht anginösem Thoraxschmerz, atypische Angina pectoris und typische Angina pectoris« erklären. Hierzu würden ihm Standardfragen vorformuliert werden. Er könnte dann, nach zehnminütiger Ausbildung, innerhalb von einer Minute das tun, wofür ein Arzt sechs Jahre lang studiert hat und wofür er sich zehn Minuten Zeit für den Patienten nimmt. Eine etwas irritierende Vorstellung.

Herr Wieland weiß von alledem nichts. Aber er weiß: Es gibt einen, und zu dem kann ich gehen, wenn ich krank bin. Aber ob das so bleibt?

VOM KRANKEN ZUM CHRONIKER Herr Wieland und Herr Papageorgiou sind jetzt chronisch krank, »Chroniker« im Ärztejargon. Sie gehören damit zu der Gruppe von Krankenversicherten, die ihren Kassen ziemlich viele Kosten verursachen. Etwa 20 Prozent der Deutschen gelten als chronisch krank.

Erklärtermaßen um Kosten zu sparen, wird in Deutschland seit mehreren Jahren versucht, strukturierte Versorgungsprogramme einzuführen. Dabei regelt die Nationale Versorgungsleitlinie nicht nur die diagnostischen Schritte, sondern auch die therapeutischen Maßnahmen und die Kontrolluntersuchungen. Für Herrn Wieland bedeutet das: Für den Rest seines Lebens ist er nicht nur chronisch krank, sondern permanent der Zuwendung des deutschen Gesundheitssystems ausgesetzt. Das Ziel dieser Zuwendung ist, vereinfacht gesagt, die Erhaltung seiner Lebensqualität und die Verlängerung seiner Lebensdauer, und das zu einem akzeptablen Preis. Für die Verwirklichung dieser Ziele ist der Hausarzt verantwortlich. Die Nationale Versorgungsleitlinie chronische KHK drängt sich mit einem für Arzt und Patienten bisher unbekannten verpflichtenden Gestus in die intimsten Lebensbereiche hinein. Von der Tabletteneinnahme über Schmerzen, Ängste, Sorgen und eheliche Probleme.

»Patienten mit KHK werden von ihrem Hausarzt zu regelmäßigen Untersuchungen in die Praxis eingeladen (¼- bis ½-jährlich).« Dies ist der erste Satz der Empfehlungen zur hausärztlichen Langzeitbetreuung von KHK-Patienten in der Nationalen Versorgungsleitlinie KHK.

Die Details der regelmäßigen Untersuchungen sind präzise geregelt: Es lohnt sich, sie einmal anzusehen. Sie betreffen Fragen zu krankheitsbedingten Beschwerden ebenso wie das familiäre Umfeld und dringen selbst in das Sexualleben des Chronikers ein. Inhalte der viertel- bis halbjährlichen Befragung von KHK-Patienten:

– Beschwerden
– Belastbarkeit
– Familie
– Beruf
– Alltagsaktivitäten
– Sport
– Sexualleben

- Depression, Angst, Enttäuschung
- psychosoziale Situation
- Krankheitsvorstellung
- Verhaltensweisen
- Raucherstatus
- Alkoholgenuss
- Körperliche Aktivität
- Ernährung
- regelmäßige Medikamenteneinnahme
- Informationsstand.

Dann wird Herr Wieland untersucht: Herz, Lunge, Beine, Gewicht, Blutdruck, Puls. Schließlich wird seine Lebensqualität »anhand zuverlässiger, krankheitsspezifischer Messinstrumente« taxiert, etwa mit dem »SAQ«, dem »Seattle Angina Questionaire«. Schon eine Menge Stoff. Und das alle drei bis sechs Monate.

Aber wir haben bisher nur von den Kontrollen gesprochen, die der Hausarzt durchführt. Auch auf Herrn Wieland warten einige Aufgaben, die er zu erledigen hat. Zunächst einmal sind das Allgemeinmaßnahmen.

Herr Wieland soll:
- Ernährung anpassen
- Gewicht reduzieren, und zwar
  - wenn sein BMI zwischen 27 und 35 kg/m^2 liegt, um 5-6% in 6 Monaten;
  - wenn sein BMI > 35 kg/m^2 liegt, um mehr als 10% in 6 Monaten
- Ausdauertraining durchführen:
  3–7 x pro Woche für je 15–60 Minuten bei 40–60% der maximalen Leistungsfähigkeit;
- Alkohol reduzieren auf weniger als 300 ml Bier oder 200 ml Wein pro Tag;
- aufhören zu rauchen;
- wenn nötig an psychotherapeutischen Maßnahmen teilnehmen.

Des Weiteren soll Herr Wieland Tabletten einnehmen: obligatorisch einen Betablocker und einen sogenannten Thrombozytenaggregationshemmer, zu deutsch: Aspirin. Immer auch einen Cholesterinsenker, egal, wie hoch sein Cholesterinwert tatsächlich ist. Außerdem soll im Herbst eine Grippeimpfung durchgeführt werden und immer soll er ein Nitrospray in der Tasche tragen. Das alles gilt für den Fall, dass Herr Wieland beschwerdefrei ist. Wenn wieder Beschwerden auftreten, werden Diagnostik und Therapie um Grade komplizierter. Es würde zu weit führen, auch auf diesen Teil der Leitlinie einzugehen. Und es ist auch nicht nötig. Sämtliche Probleme dieser Form von Medizin lassen sich am Gesagten demonstrieren.

LEITLINIEN ODER LEIDLINIEN? Zunächst einmal: Die vorrangigen Ziele von Diagnostik und Therapie, so wie sie in den Leitlinien vorgestellt werden, sind die Erhaltung der Lebensqualität des Patienten und die Verlängerung seiner Lebensdauer. Zwei Ziele, gegen die eigentlich nichts einzuwenden ist. Warum beschleicht den Leser bei der Lektüre trotzdem ein eigenartiges Unbehagen?

Es ist der autoritäre, bestimmende, fordernde Ton einer Leitlinie, deren Inhalte sich bis in die intimsten Lebensbereiche hineindrängen. Herrn Wieland »wird empfohlen« sich mehr zu bewegen, er »soll« das Gewicht reduzieren und Alkohol ist ihm bis 30 g pro Tag »erlaubt«. Zwischenfrage: Ist mehr Alkohol »verboten«? Herrn Wieland wird etwas »angeboten«, »empfohlen«, »nahegelegt«, er wird »motiviert«, »überprüft« und »kontrolliert«. Die »Motivation«, die »Prüfung« und die »Kontrollen« betreffen sein Gewicht, seinen Blutdruck, seinen Alkoholgenuss, seine Familie, seinen Beruf, seine Freuden, Ängste und Sorgen, sein Sexualleben und seine Seele. Kein Lebensbereich wird ausgelassen.

Und ich? Ich muss das alles mitmachen. Ich »soll« Herrn Wieland »motivieren«, »messen«, »überprüfen« und »kontrollieren«. Und alles dann »dokumentieren«. Bleibt die Frage: Was, wenn wir beide uns nicht daran halten?

Die Frage ist schwer zu beantworten. Noch dürfte es kein ganz großes Problem für mich geben, wenn ich nicht den Formalien der Leitlinie folge. Das kann sich aber ändern. Zum einen könnte mir in diesem Falle in Zukunft verwehrt werden, Patienten mit KHK überhaupt zu behandeln beziehungsweise zu motivieren und zu kontrollieren. Diese Möglichkeit ist sogar durchaus wahrscheinlich. Es ist anzunehmen, dass aus Gründen der Kosteneffizienz standardisierte Betreuungspfade für chronisch Kranke eingehalten werden müssen.

Zu jeder ernsthaften Leitlinie gehört ein Ritual: Eine Präambel, die floskelartig eine scheinbare Selbstverständlichkeit betont: Leitlinien, so steht da, haben keinen verordnenden Charakter, sondern geben das aktualisierte, überprüfbare medizinische Wissen weiter. Aber stimmt das?

Jede Praxis in Deutschland und jedes Krankenhaus ist seit 2008 per Gesetz verpflichtet, ein Qualitätsmanagement einzuführen und zu unterhalten. Die Einhaltung dieser Vorgaben des Qualitätsmanagements sind bindend und werden überprüft. Es ist nicht das geringste Problem, im Rahmen von Kassenverträgen auch den Einbau von Leitlinien, zum Beispiel der Nationalen Versorgungsleitlinie, in dieses Qualitätsmanagement zu integrieren. Vereinfacht gesagt würde das so aussehen: Wer nicht nach den Regeln der Nationalen Versorgungsleitlinie diagnostiziert, behandelt und nachbetreut, bekommt kein Geld. Damit wäre eine Form medizinischer Betreuung erzwungen, nicht weil sie medizinisch sinnvoll oder für den Patienten gut ist, sondern einzig weil eine behördliche Vorgabe mit der Honorierung ärztlicher Leistungen verbunden wird.

Probleme kann ich aber auch aus einer ganz anderen Richtung bekommen. Was ist, wenn ich Herrn Wieland empfehle, nach einem halben Jahr zur Kontrolle zu kommen, wie es die Leitlinie vorschreibt? Etwa mit den Worten: »Also, wir sehen uns dann wieder im Herbst« und Herr Wieland kommt nicht? Muss ich ihn dann einbestellen? Schriftlich? Telefonisch? Muss ich vielleicht regelmäßig kontrollieren, welcher Patient zur Kontrolle ansteht? Wer länger als ein halbes Jahr nicht da war? Was, wenn ich diesen Patienten nicht einbestelle und er erleidet einen Herzinfarkt? Habe ich dann einen Kunstfehler begangen? Kann ich verklagt werden? Durchaus möglich. Und eine etwas unangenehme Vorstellung.

Und Herr Wieland? Muss er das alles mitmachen? Wird er finanzielle Nachteile haben, wenn er es nicht tut? Muss er jedes Viertel- bis halbe Jahr zu mir kommen und sich dann über sein Sexualleben ausfragen lassen? Auch sehr irritierend, dieser Gedanke. Und doch nicht so abwegig. Sondern bedrückend wahrscheinlich.

Aber das ist noch nicht alles. Als sich bei Herrn Wieland die koronare Herzkrankheit mit Schmerzen in der Brust gemeldet hat, war dies nicht nur der Anfang seiner Karriere als die »Chroniker«. Es war auch ein Endpunkt. Es war der Endpunkt einer Entwicklung, die schon in der Jugend und wahrscheinlich schon in der Kindheit begonnen hatte: Die Alterung der Blutgefäße, die Atherosklerose. Das heißt: Die Krankengeschichte von Herrn Wieland hat bereits in dessen Kindheit begonnen. Aber er wusste es nicht. Auch seine Eltern wussten es nicht. Sie wussten nicht, dass sie ihn vielleicht etwas fettärmer hätten ernähren sollen, dass sie mehr auf sein Übergewicht hätten achten und ihn zu mehr Bewegung hätten anhalten sollen. Die Eltern eines Kindes heute wissen das. Zumindest könnten sie es überall lesen und hören. Unsere Kinder sind zu dick, zu träge, sie rauchen zu viel. Und sie werden damit früher oder später dem Gesundheitssystem zur Last fallen. Was liegt also näher, als eine Leitlinie zur Vorbeugung, zur Prävention der KHK zu erlassen? Es gibt sie bereits. Von der Deutschen Gesellschaft für Kardiologie. Wer weiß, vielleicht haben wir auch hierzu bald eine Nationale Versorgungsleitlinie. Der Anfang ist gemacht.

Ich sitze mit Herrn Wieland im Sprechzimmer. Es ist spät, schon halb neun. Herr Wieland ist der letzte Patient. Ich denke an mein abendliches Bier und die Chips, die ich knabbern wollte. Vielleicht will ich mir auch eine Flasche Wein aufmachen. Und etwas in der Geschichte der Medizin lesen, die mir meine Kinder zum Geburtstag geschenkt haben.

Aber ich merke, dass Herr Wieland noch etwas auf dem Herzen hat.

»Also, ich muss schon sagen«, sagt dieser schließlich, »das war ein ganz schöner Schock, da, mit allem, im Krankenhaus, und den ganzen Untersuchungen.«

Ich nicke. »Das glaube ich.«

»Wie sieht das eigentlich mit meiner Zukunft aus?«

Jetzt könnte ich natürlich die Nationale Versorgungsleitlinie KHK aufschlagen, Seite 22. Hier könnte ich Herrn Wielands Daten in ein Schema einordnen und ihm dann ziemlich genau mitteilen, wie hoch sein Risiko wäre, im Laufe des nächsten Jahres zu sterben. Das ist ganz einfach. Aber ich bin kein Statistiker, sondern Arzt.

»Tja, da müssen Sie Ihren Herrgott fragen«, sage ich. Und dann: »Eins ist klar. Sie haben wohl dem Tod ins Auge gesehen. Aber Sie haben ja auch gesehen: Man kann ihm ein bisschen ins Handwerk pfuschen. Man kann Ihnen ganz gut helfen. Ich wäre da mal recht optimistisch. Aber was morgen ist, woher soll ich das wissen?«

Und nach einer Pause: »Vielleicht fällt Ihnen ja auf dem Weg nach Hause ein Klavier auf den Kopf. Dann sind Sie tot.«

»Ja. Und das wäre noch nicht einmal ein schlechter Tod. Woran möchten Sie eigentlich mal sterben?«

»Herzinfarkt.«

CHOLESTERIN – IN DER FETTFALLE

Frau Bode ist 42 Jahre alt. Sie hat von ihrer Kasse einen Brief bekommen, in dem ihr mitgeteilt wird, sie könne einmal an einem »Check-up« teilnehmen, an einer Gesundheitsuntersuchung. Das tut sie jetzt. Die Untersuchung beinhaltet auch eine Blutentnahme und die Messung von Laborwerten. Ich bin an diesem Tag guter Laune und erlaube mir einen kleinen Scherz. Ich frage Frau Bode, warum sie überhaupt eine Gesundheitsuntersuchung durchführen lassen will. Sie schaut mich etwas erstaunt an. »Na ja, meine Kasse empfiehlt mir das doch.« Und dann: »Außerdem ist es doch gut, sich aktiv um seine Gesundheit zu kümmern.«

Mit beidem hat sie natürlich recht. Trotzdem habe ich das Gefühl, dass Frau Bode nicht so genau weiß, warum sie die Untersuchung tatsächlich durchführen lassen will. In einem Punkt bin ich mir jedoch ganz sicher: Wenn sie Gründe dafür hat, dann sind es die falschen. Und die ganze Tragweite von etwas scheinbar so Simplem wie einer Vorsorgeuntersuchung ist Frau Bode ganz bestimmt auch nicht klar.

Die meisten Leute, die sich gesund fühlen und im Alter von Frau Bode zu einem Check-up gehen, erwarten, dass alles in Ordnung sein wird. Sie wollen sich ein gutes Gefühl abholen: Ich bin gesund. In dem Sinne ist es tatsächlich so, wie mir einmal ein Kollege gesagt hat: Wir verkaufen, wenn wir diese Untersuchungen durchführen, Glück.

Vielleicht hat der eine oder andere aber auch Zweifel. Die Erwartung wird dann so aussehen: So schlimm kann es schon nicht sein. Da sind zum Beispiel die etwas Dicken, Unsportlichen, die das Gefühl haben: Ich müsste eigentlich weniger essen und mich mehr bewegen. Und dann gibt es noch den Typus, der sich zwar gesund fühlt, aber doch ein gewisses Risikoverhalten bei sich beobachtet. Zu viel Alkohol und zu viel Nikotin sind die häufigsten Sorgenmacher. Für diese Menschen könnte die Gesundheitsuntersuchung in die Empfehlung münden, den Lebensstil zu ändern. Mit etwas wirklich Schlimmem rechnen die meisten Menschen, die an einer solchen Untersuchung teilnehmen, nicht. Und wenn sie mit etwas Schlimmem rechnen, dann an der falschen Stelle. Die echten Probleme ahnen sie nicht.

Frau Bode hat keine aufregende Krankengeschichte hinter sich.

Mit zwölf Jahren eine Blinddarmentzündung, das war eigentlich alles. Sie hatte zwei unproblematische Entbindungen. Sie fühlt sich wohl, raucht nicht, trinkt ein bisschen, wenn es einen Anlass gibt, achtet auf ihr Gewicht, wenn es mal wieder etwas zu hoch ist und macht auch etwas Nordic Walking. Nicht verbissen, aber doch mehr oder weniger regelmäßig. Bei der Untersuchung von Herz und Lungen ist dann auch alles in Ordnung, der Blutdruck liegt bei 120/85 mmHg.

Jetzt sitzt sie mir gegenüber und möchte ihre Laborwerte erfahren. Und die sehen so aus (in Klammern stehen die Normwerte).

Gesamtcholesterin: 287 mg/dl (120 – 230)
Blutzucker: 87 mg/dl (55 – 110)

Da das Gesamtcholesterin überhöht ist, habe ich vom Labor drei Werte nachbestimmen lassen: LDL-Cholesterin und HDL-Cholesterin sowie die Triglyzeride. Folgendes kam dabei heraus:

LDL-Cholesterin 184 mg/dl (< 160).

HDL-Cholesterin 52 mg/dl (> 40).

Triglyzeride 148 mg/dl (75 – 150).

Was fällt hier auf? Im Normbereich liegen das HDL-Cholesterin und die Triglyzeride. Außerhalb des Normbereichs liegen das Gesamt-Cholesterin und das LDL-Cholesterin. Was hat das nun zu bedeuten? Um diese Frage zu beantworten, muss man etwas ausholen.

VERFETTET UND VERKALKT: DAS SCHICKSAL UNSERER SCHLAGADERN Wenn man bei einem kleinen Kind die Innenseite der Hauptschlagader, der Aorta, ansehen würde, so könnte man eine glatte, zarte Oberfläche erkennen. Nach zwanzig Jahren würde man an dem gleichen Gefäß kleine, höckerige Verdickungen sehen und einige Jahre später dann größere Plaques, manche vielleicht grau-weiß und knorpelig hart, andere dagegen gelblich, weich, gallertig und schleimig. Später werden sich diese Verdickungen und Plaques in Zügen und Straßen entlang der Gefäßwand hinziehen, an manchen Stellen häufig auch umschrieben und isoliert, wie abgetropftes Wachs. Einige dieser Flecken werden zusammenfließen. All das würde den jetzt vielleicht vierzigjährigen Menschen überhaupt nicht stören oder gar krank machen. Man könnte diese Veränderungen auch mit normalen Untersuchungen gar nicht darstellen. Man könnte das erst sehen, wenn man die Schlagader herausnehmen und aufschneiden würde, um ihre innere Oberfläche einzusehen. Aber irgendwann könnte doch etwas unter Umständen sehr Unangenehmes passieren. Die zarte Innenhaut, die sogenannte Gefäßintima, die die Streifen, Plaques und die höckerigen Verdickungen überzieht, könnte einreißen. Diese Risse sind winzig, millimetergroß. Aber dann wird es kritisch. Blut dringt durch den Riss ein und spült sich unterminierend in die tieferen Schichten der Gefäßwand ein. Und es setzen die schon einmal erwähnten Reparaturvorgänge ein. Die Blutplättchen, die sogenannten Thrombozyten, verkleben den Defekt, sie bilden einen kleinen Thrombus. Der Thrombus wird dann umgebaut, man sagt, er wird organisiert. Und es entstehen grobe, unregelmäßige Narben, häufig mit Kalkeinlagerungen. Es passiert das, was der Volksmund die Verkalkung nennt. So etwas zieht sich über Jahre und Jahrzehnte.

Ich habe in meinem Studium während meiner Doktorarbeit viel mit solchen verkalkten Gefäßen gearbeitet. Für die Untersuchungen habe ich die Gefäßwand in kleine, 4 × 4 mm große Blöckchen geschnitten. Dazu habe ich die früher üblichen großen, beidseitig geschliffenen Rasierklingen benutzt. Und die Verkalkungen der Gefäßwand waren manchmal so hart, dass die Rasierklingen beim Schneiden zerbrochen sind. Wer einmal ein derartig hartes, sprödes, zerbröselndes Gefäß gesehen hat, weiß, was Verkalkung bedeutet.

ARTERIOSKLEROSE, ATHEROMATOSE, ATHEROSKLEROSE Diese Veränderungen der Blutgefäße sind schon lange bekannt. Die ersten überlieferten Beschreibungen stammen von Leonardo da Vinci (1452 – 1519). Der Pathologe Jean Frédéric Lobstein (1777 – 1835) beschrieb die Veränderungen und Verhärtungen der Gefäßwand von Arterien und nannte sie Arteriosklerose, was so viel wie Arterienverhärtung bedeutet. Der Göttinger Julius Vogel (1814 – 1880) beschrieb die gelblichen, gallertigen Massen in den Plaques an der Gefäßinnenseite und nannte das Krankheitsbild Atheromatose.

Das Wort Atherom ist eine gräcoide Wortschöpfung und bedeutet so viel wie Weizenmehlbrei. Der Leipziger Pathologe Felix Marchand (1846–1928) prägte schließlich den Begriff Atherosklerose. Dieser Begriff vereinigt beides: Die Verhärtung und die Fettablagerung.

Welches sind nun die Ursachen für diese Verhärtungen und Verdickungen und die gallertigen oder derben Plaques? Die Frage konnte lange Zeit nicht beantwortet werden, denn das Besondere dieser Gefäßveränderungen, die in der Jugend beginnen und im Alter regelhaft auftreten, ist der schleichende Verlauf und der Beginn eines ganz normalen, nicht krankhaften Prozesses in der Gefäßwand. Über Jahrzehnte, in denen sich aus den normalen Veränderungen, der sogenannten Physiosklerose, Arterienverkalkungen entwickeln, kommt es zu keinerlei Beschwerden. Und wir sehen hochbetagte Menschen mit ausgeprägter Verkalkung der Gefäße, die schließlich mit 89 Jahren an Altersschwäche lebenssatt in ihrem Bett entschlafen und nie auch nur die geringsten Beschwerden vonseiten ihrer Gefäße gehabt haben.

Eine befriedigende Theorie zur Entstehung der Atherosklerose entwickelte sich erst in der zweiten Hälfte des vorigen Jahrhunderts. Allerdings hatte man schon im 18. Jahrhundert erkannt, dass die Folgekrankheiten der Atherosklerose, besonders der Schlaganfall und der Herzinfarkt, etwas mit Bewegungsmangel und Überernährung zu tun haben könnten. Und vielleicht auch mit etwas zu viel Fett im Essen. Schon der bereits erwähnte Julius Vogel hatte herausgefunden, dass die von ihm beschriebenen gelblichen Atherome Kristalle von Cholesterin enthielten. Nikolai Anichkov (1885–1964) aus St. Petersburg erkannte dann 1913 einen Zusammenhang zwischen der Cholesterinmenge im Blut und dem Ausmaß der Atherosklerose in den Gefäßen. Diese Beobachtungen wurden durch Fütterungsversuche an Kaninchen bestätigt. So wurde das Cholesterin zu einem der Hauptübeltäter der Atheroskleroseentwicklung. Es führt zu Herzinfarkt, Schlaganfall und Durchblutungsstörungen der Beine und der Eingeweide. Es ist ein Killerfett.

KILLERFETTE – VOM ATHEROM ZUR ZIVILISATIONSKRANKHEIT
Cholesterin. Es gibt kaum einen Blutwert, der in der Bevölkerung derartig bekannt ist und der im Leben so vieler Menschen eine so große Rolle spielt. Man kennt seinen Cholesterinwert, man spricht

über ihn, man lässt ihn untersuchen und kontrollieren. Und um kaum einen Laborwert wird ein derartiger Stellungskrieg geführt mit derart verfestigten Fronten wie um das Cholesterin. Für die einen ist er das Killerfett, für die anderen eine erfundene Krankheit. Dabei ist die Sache ganz einfach, und es besteht überhaupt kein Grund, über Cholesterin zu streiten.

Trotz detaillierter Beschreibungen atherosklerotischer Gefäßveränderungen im frühen 19. Jahrhundert blieb das Krankheitsbild vergleichsweise selten. Einfach weil die Menschen zu früh an Infektionskrankheiten starben, um das typische Krankheitsbild der Arterienverkalkung auszubilden. Seit dem Ende des 19. Jahrhunderts kam es dann zu einer drastischen Zunahme der Lebenserwartung. Und damit auch, insbesondere seit dem frühen 20. Jahrhundert, zu einer dramatischen Zunahme von Krankheiten, die Folge der Atherosklerose waren: Herzinfarkt und Schlaganfall. Also: klassische Zivilisationskrankheiten, die nicht zuletzt mit einer guten, zu guten Lebensweise zu tun haben.

Dieser Anstieg von Gefäßerkrankungen war der Grund für eine Untersuchung, die inzwischen ein legendärer Meilenstein in der Erforschung von Herz-Kreislauferkrankungen ist: die Framingham-Studie.

Framingham ist eine kleine Stadt in der Nähe von Boston im US-Bundesstaat Massachusetts. Unter der Federführung des National Heart Institute wurden seit 1948 zunächst 5209 Männer und Frauen zwischen 30 und 62 Jahren für die Untersuchung gewonnen, mit der herausgefunden werden sollte, welche Faktoren und Umstände zu Erkrankungen des Herz-Kreislaufsystems führen, insbesondere zu Herzinfarkt und Schlaganfall. Die Personen wurden in zweijährigen Abständen interviewt, klinisch untersucht und es wurden Laborwerte abgenommen. Ab 1971 wurde die zweite Generation von Personen in die Untersuchungen eingeschlossen, wieder mehr als fünftausend Menschen, und 2005 die dritte Generation mit über viertausend Beteiligten.

Im Laufe der Jahre brachte die Untersuchung zahlreiche Erkenntnisse zu Risikofaktoren für Herzinfarkte und Schlaganfälle und führte zu mehr als tausend wissenschaftlichen Publikationen. Zu den frühsten Ergebnissen gehörte 1961 die Bestätigung der schon alten Vermutung eines Zusammenhangs zwischen der Höhe des Cholesterins im Blut und der Häufigkeit von Herzinfarkten.

Nicht zuletzt diese Ergebnisse rückten die Atheroskleroseforschung in das Zentrum des medizinischen Interesses.

Die zweite Hälfte des vorigen Jahrhunderts brachte dann einen enormen Erkenntnisgewinn über den Cholesterinstoffwechsel und zwei Nobelpreise für vier Personen. 1964 erhielten ihn die Biochemiker Konrad Emil Bloch (1912–2000) und Feodor Lynen (1911–1979) für ihre Arbeiten über den Stoffwechsel von Cholesterin und Fettsäuren. Und 1985 wurden die Genetiker Michael Stewart Brown (*1941) und Joseph Leonard Goldstein (*1940) mit dem Nobelpreis geehrt. Sie hatten herausgefunden, wie Cholesterin überhaupt in die Zelle, in der es benötigt wird, aufgenommen wird. Cholesterin ist seither nicht mehr aus dem Blickpunkt des medizinischen und schließlich des allgemeinen Interesses verschwunden.

Cholesterin ist eine Substanz, die üblicherweise zu den Lipiden gerechnet wird, also zu den Fetten. Tatsächlich handelt es sich um einen Alkohol. Es kommt überall im Körper vor. Die insgesamt etwa 140 g, die wir davon haben, werden benötigt zum Aufbau von Membranen, Hormonen und zur Bildung von Gallensäuren und spielen eine Rolle im Vitamin-D-Stoffwechsel. Etwa ein Viertel unseres Cholesterins befindet sich im Gehirn.

Wo kommt es eigentlich her? 90 Prozent stellt der Körper selbst her, und zwar überwiegend in Leber und Darm, zehn Prozent werden mit der Nahrung aufgenommen.

Und wo geht es hin? Zum einen wird es auf dem Blutweg in all die Organe transportiert, wo es zur weiteren Verarbeitung benötigt wird, also im Grunde überall in den Körper. Und zum anderen wird es von der Leber mit der Galle ausgeschieden. Die Galle fließt ja bekanntlich in den Dünndarm ab. Dort werden dann 90 Prozent des ausgeschiedenen Cholesterins wieder aufgenommen. Es besteht also ein ständiger, endloser Kreislauf des Cholesterins zwischen Leber, Gallenflüssigkeit, Dünndarm, Wiederaufnahme ins Blut, Transport zur Leber. Und zehn Prozent gehen mit dem Stuhl verloren.

Wie kommt es nun zu den Problemen mit dem Cholesterin? Es ist der Transport der Substanz im Blut. Blut besteht im Wesentlichen aus Wasser. Cholesterin ist wasserunlöslich. Um also im Blut transportiert werden zu können, muss es in eine besondere Transportform umgewandelt werden. Die Transportform von Cholesterin sind die Lipoproteine. Eines dieser Lipoproteine ist das LDL, das low density lipoprotein. Ein anderes ist das HDL, das high density lipoprotein. Vereinfacht gesagt besorgen die LDL den Transport von Cholesterin aus der Leber in die verschiedenen Körpergewebe, die HDL gehen mit dem Cholesterin den umgekehrten Weg: Sie bringen Cholesterin vom Gewebe zur Leber. Mit anderen Worten heißt das: LDL ist schlecht und schädigt, HDL ist gut und schützt.

45

NORMWERTE FÜR KILLERFETTE Jetzt sitzt Frau Bode mir mit ihren 42 Jahren gegenüber. Sie wollte eigentlich nur hören, dass alles in Ordnung sei. Und ich schaue mit Röntgenaugen in sie hinein und sehe in ihrer Hauptschlagader diese kleinen, gelben, fettigen Ablagerungen, die sie in ganz zarter Form auch bereits an den Herzkranzgefäßen hat. Alles übrigens noch ganz normal. Jeder hat das in diesem Alter.

Und dann ist da dieser LDL-Wert, der außerhalb des Normbereichs liegt. Normbereich. Die meisten Menschen, die man mit ihren eigenen Laborwerten konfrontiert, machen sich überhaupt nicht klar, was es mit Normbereichen auf sich hat. Vordergründig ist das ganz einfach: Wenn mir das Labor mitteilt, wie hoch der LDL-Wert von Frau Bode ist, gibt es mir hinter diesem Wert in Klammern den Normbereich an. Der liegt für das LDL zwischen 0 und 160 mg/dl. Hier haben wir schon die ersten Schwierigkeiten. Der Durchschnittswert des LDL liegt für Frauen zwischen dem 35. und dem 65. Lebensjahr bei 164. Also 4 Punkte oberhalb des Normbereichs.

Sind all diese Leute mit einem LDL-Cholesterin über 160 mg/dl krank? »Bin ich jetzt krank?«, fragt auch Frau Bode. Und: »Muss man das jetzt behandeln?« Zwei wichtige Fragen: Stellt ein LDL-Wert von 164 mg/dl eine Krankheit dar? Muss jetzt irgendetwas behandelt werden?

Sehen wir uns Frau Bode einmal in ihrer Gesamtheit an. Sie ist 42 Jahre alt und sonst gesund. Sie raucht nicht, trinkt nicht, ihr Blutdruck ist normal und die übrigen Laborwerte sind in Ordnung. Ihr Risiko, durch den erhöhten LDL-Wert einmal lebensbedrohliche Probleme zu bekommen, ist sehr gering. Das Risiko für einen tödlichen Herzinfarkt in den nächsten zehn Jahren liegt bei annähernd null Prozent. Das Risiko dafür in den nächsten zwanzig Jahren liegt bei etwa einem Prozent, und für die nächsten dreißig

Jahre bei drei Prozent. In dieser Zeit liegt ihr Gesamtrisiko zu sterben bei 15 Prozent. Das Cholesterin scheint also für Frau Bode nicht ganz so gefährlich zu sein, wie sie vielleicht dachte. Offenbar ist doch alles relativ harmlos. Aber ist es das wirklich? Wir haben bisher nicht über Risiken und Nebenwirkungen von Gesundheitsuntersuchungen und Cholesterinmessungen gesprochen. Und doch gibt es sie.

RISIKEN UND NEBENWIRKUNGEN – DIE CHOLESTERINFALLE Herr Seifarth ist 27 Jahre alt und kerngesund. Er nimmt gerade an einer beruflichen Weiterbildungsmaßnahme teil, er ist ehrgeizig und will sich verbessern. Darum pendelt er fünfmal in der Woche mit dem Wagen zwischen Braunschweig und Hannover. Auf der A2. Das ist nicht ganz ungefährlich. Wer Cholesterin als Killerfett bezeichnet, muß die A2 eine Mörderstrecke nennen.

Herr Seifahrt ist seit zwei Jahren verheiratet und seine Frau erwartet jetzt Zwillinge. Er denkt also an die Zukunft und macht sich Sorgen: Was ist, wenn ich einen Unfall habe und dabei umkomme? Das Risiko ist relevant und lässt sich nicht ausschalten. Aber es lassen sich die finanziellen Folgen zumindest mildern. Mit einer Risiko-Lebensversicherung. Und die möchte er jetzt abschließen.

Nun ist aber Folgendes der Fall: Herrn Seifahrts Mutter hat eine Hypercholesterinämie. Mit einem Cholesterin von über 300 mg/dl. Das ist ganz beachtlich. Und Herr Seifahrt selbst hat vor drei Jahren auch bei sich selbst einmal das Cholesterin untersuchen lassen. »Einfach mal zur Vorsorge«, wie er damals dachte. Sein Wert lag bei 263 mg/dl. Herr Seifahrt raucht nicht, er ist nicht zu dick und er hält sich sportlich fit. Also: Eigentlich ist der Wert zunächst mal kein ganz großes Problem. Nun wurde er aber von der Versicherungsgesellschaft nach Stoffwechselerkrankungen gefragt. Eine ärztliche Untersuchung war nicht nötig, es mussten nur Fragen zu gesundheitlichen Risiken beantwortet werden. Und da hat er, völlig korrekt, seine »Hypercholesterinämie« aufgeschrieben. Und: Der Antrag wurde abgelehnt. Er fragt mich: »Hätte ich das mit dem Cholesterin etwa verschweigen sollen?«

»Auf gar keinen Fall«, sage ich. Denn: Die Laborwerte sind unwiderruflich gespeichert und jederzeit, wenn die Versicherung auf eine Nachforschung drängt, feststellbar. Herr Seifahrt ist in die Cholesterinfalle getappt.

Bis zu dem Tag, als Herr Seifahrt das Problem mit seiner geplanten Lebensversicherung bekam, hatte er sich für gesund gehalten. Gut, da war ein erhöhter Cholesterinwert, das wusste er ja nun, aber den würde er im Auge behalten. Und zumindest vorläufig nicht behandeln. Nein, für krank hatte er sich nicht gehalten. Und nun sieht er sich plötzlich mit einer chronischen Krankheit konfrontiert. Natürlich kann man sagen: Das ist auch eine besondere Situation, das früher einmal erhöht gemessene Cholesterin und die Lebensversicherung. Allerdings keine ganz seltene Situation. Aber die ganze Angelegenheit ist noch vertrackter.

IM GRIFF DES CHOLESTERINS Herr Seifahrt hatte ja, als er in die Cholesterinfalle tappte, im Grunde ganz vernünftig gehandelt. Er wusste: Ein hoher Cholesterinwert ist ein Risikofaktor für einen Herzinfarkt. Und: Ein erhöhter Cholesterinwert tritt familiär gehäuft auf. Und es stimmt natürlich auch: Im Zweifelsfalle sollte man ein deutlich erhöhtes Cholesterin frühzeitig behandeln.

Herr Seifahrt hatte die Untersuchung aus freien Stücken durchführen lassen. Niemand hatte ihn dazu genötigt. Das aber könnte anders werden. In Deutschland gibt es für jedes medizinische Problem eine Fachgesellschaft. Für das Cholesterin gibt es die Deutsche Gesellschaft zur Bekämpfung von Fettstoffwechselstörungen und ihren Folgekrankheiten: DGFF (Lipidliga) e. V. Die DGFF hat ziemlich klare Vorstellungen von HDL und LDL und diese in ihren Empfehlungen formuliert. Danach soll die erste Bestimmung im zehnten Lebensjahr erfolgen. In diesem Alter sind Kinder nicht im entferntesten in der Lage, die Reichweite einer Entscheidung für oder gegen eine Cholesterinuntersuchung abzuschätzen. Und ihre Eltern leider meistens auch nicht.

Sie denken nicht an Lebensversicherungen, Krankenversicherungen, Berufsunfähigkeitsversicherungen. Sie ahnen nicht, dass ihr Kind vielleicht schon mit zehn Jahren als chronisch krank eingeschätzt wird. Und erst recht ahnen sie nicht, dass diese Einschätzung als krank und womöglich behandlungsbedürftig sich jedes Jahr ändern kann. Weil die Normwertfrage nämlich noch ungeklärt ist. Und niemand sagt es ihnen. Niemand klärt die Kinder oder die Eltern über die Risiken und Nebenwirkungen einer Cholesterinuntersuchung im zehnten Lebensjahr auf. Niemand teilt ihnen mit, dass sie auch ein Recht haben, ihren Cholesterinwert nicht zu kennen und dass man damit vielleicht sogar besser leben kann. Die Tücke dieses Problems ist ihnen auch nicht im Entferntesten klar. Denn: Wo liegt ein normaler Cholesterinwert für Zehnjährige? Die Antwort lautet: Es gibt keinen. Es gibt nur noch Zielwerte.

VOM NORMWERT ZUM ZIELWERT In den letzten Jahren ist man dazu übergegangen, nicht mehr Normwerte vorzugeben, sondern Zielwerte. Der gemessene LDL-Wert bei einem Patienten wird nicht mehr zu einem Normwert in Beziehung gesetzt und zum Beispiel als erhöht bezeichnet. Sondern: Jedem Menschen, ob gesund oder krank, wird ein LDL-Zielwert zugeordnet. Hierzu wird jeder, nach der Vorstellung der Lipidliga, ab dem zehnten Lebensjahr und dann alle zwei Jahre einer Risikoüberprüfung unterworfen. Im Hinblick auf das Risiko, einen Herzinfarkt oder einen Schlaganfall zu bekommen. Wie macht man das? Das geht ganz einfach. Man misst das LDL. Dann überprüft man die anderen Risikofaktoren. Hierfür gibt es verschiedene Tabellenwerke. Diese wurden aus den Daten großer epidemiologischer Studien entwickelt, wie etwa der Framingham-Studie. Ein häufig benutztes Schema in Deutschland berücksichtigt folgende Risikofaktoren: Geschlecht, Alter, Familienvorgeschichte, Blutdruckhöhe, Zigarettenkonsum, Blutzuckerspiegel, Gewicht und Vorliegen einer koronaren Herzkrankheit. Abhängig davon, ob und wieviele Risikofaktoren bei einem Menschen vorliegen, wird ein LDL-Zielwert angegeben, der nicht überschritten werden soll. Jeder Mensch lässt sich aufgrund der wenigen Daten seiner Risikofaktoren, also aufgrund seines Risikoprofils, in eine von drei Gruppen einteilen.

Entweder er hat keine Risikofaktoren oder höchstens einen: Dann soll das LDL unter 160 mg/dl liegen.

Oder er hat zwei oder mehr Risikofaktoren: Dann soll das LDL unter 130 mg/dl liegen.

Oder er hat eine koronare Herzerkrankung, eine Zuckererkrankung oder ein 20-prozentiges Risiko, in zehn Jahren eine Gefäßkrankheit zu bekommen: Dann soll das LDL unter 100 mg/dl liegen.

Risikofaktoren:
Männliches Geschlecht, Alter > 55 Jahre
Weibliches Geschlecht, Alter > 65 Jahre
Positive Familienvorgeschichte für
Herz-Kreislauferkrankungen

Erhöhter Blutdruck
Zigaretten rauchen
Zuckerkrankheit
Übergewicht
Vorliegen einer koronaren Herzkrankheit

Das heißt im Klartext: Bei jedem Menschen soll das LDL unter 160 mg/dl liegen. Unabhängig von Alter und Geschlecht. Immer. Unter Berücksichtigung der anderen Risikofaktoren versucht man, den LDL-Wert in Relation zur spezifischen Lebenssituation der Betroffenen zu setzen. Das klingt zunächst einmal gut, hat aber auch seine Tücken, die leicht vergessen werden. Denn: Auch die Formulierung eines LDL-Zielwertes innerhalb eines Risikoprofils ist völlig willkürlich. Die Willkürlichkeit besteht in der Frage, welches Risiko, später einmal eine Erkrankung der Herzkranzgefäße zu bekommen, noch akzeptabel ist. Fünf Prozent? Zehn Prozent? 20 Prozent? Und ab welchem Risiko soll in irgendeiner Weise eingegriffen werden?

FINANZIERUNG VON ZIELWERTEN Die Frage, wo ein LDL-Zielwert in einer bestimmten Risikosituation liegen soll, hat fast unvorstellbare ökonomische Konsequenzen. Hierbei spielen 20 LDL-Punkte schon eine beachtliche Rolle. Ob nämlich ein LDL-Zielwert bei 80 oder 100 liegen soll, entscheidet im deutschen Gesundheitssystem über Kosten in der Größenordnung mehrerer Zigmillionen Euro. Um einmal einen Eindruck vom finanziellen Volumen der medizinischen Cholesterinsenkung überhaupt zu geben: Allein mit dem Präparat Atorvastatin, in Deutschland unter dem Namen Sortis erhältlich, erzielte der Hersteller im Jahre 2004 einen Umsatz von zehn Milliarden Dollar. Angesichts dieser riesigen ökonomischen Bedeutung von Zielwerten lässt sich ermessen, wie viele unterschiedliche Gruppen am Cholesterinwert Interesse haben: neben der Pharmaindustrie natürlich die Ärzteschaft, Labors, Apotheken und eben auch die Fachgesellschaften, die ihre Existenzberechtigung aus der überragenden Bedeutung der Blutfette ziehen, in diesem Falle: die deutsche Lipidliga. Und die Kassen müssen alles zahlen. Beziehungsweise ihre Mitglieder. Beziehungsweise wir.

Das heißt: Die Höhe eines Zielwertes ist das Ergebnis einer Mischung aus wissenschaftlicher Erkenntnis, dem Willen, eine

Bevölkerung gesund zu halten sowie ökonomischer und politischer Einflussnahme.

ZIELWERT VERFEHLT – ES WIRD BEHANDELT Wenn der LDL-Zielwert verfehlt wird, sind Maßnahmen erforderlich: Kaloriengerechte Ernährung, Reduktion der Nahrungsfette, Ersatz gesättigter Fettsäuren durch ein- oder mehrfach ungesättigte Fettsäuren, Einschränkungen der Cholesterinzufuhr auf 300 mg/Tag, Erhöhung des Ballaststoffanteils in der Nahrung. Die Wirksamkeit dieser Maßnahmen wird drei Monate beobachtet und dann beurteilt. Wird das Therapieziel nicht erreicht und liegt der LDL-Wert über 160 mg/dl, ist eine »Pharmakotherapie« erforderlich. Es müssen also Tabletten geschluckt werden. Lebenslang. Wohlgemerkt: Wir sprechen hier von gesunden Kindern, Jugendlichen und Erwachsenen.

Wenn wir uns daran erinnern, dass der Durchschnittswert des LDL bei deutschen Männern im Alter zwischen 35 und 65 Jahren bei 168 mg/dl liegt, bei Frauen dieses Alters bei 164 mg/dl, so lässt das erahnen, wie viele Menschen behandlungsbedürftig sind.

Behandlungsbedürftig? Was bedeutet das eigentlich: behandlungsbedürftig?

Erinnern wir uns an Frau Bode. »Muss ich mich jetzt behandeln lassen?«, hatte sie gefragt.

Die Antwort darauf wäre nicht ganz einfach. Wenn Frau Bode nämlich diese Frage stellt, weiß sie im Grunde gar nicht genau, was sie eigentlich fragt. Das lässt sich an einem Beispiel erläutern: Angenommen, sie hat eine akute Blinddarmentzündung, präzise gesagt, eine Appendizitis. Und sie fragt: »Muss ich das jetzt behandeln lassen?«, so kann man diese Frage mit einem klaren Ja beantworten, weil sonst ihr Risiko, an dieser Erkrankung innerhalb weniger Tage zu versterben, sehr hoch wäre. Die Entscheidung, sich operieren zu lassen, trifft sie für sich. Sie ist die Nutznießerin der Operation, sie wird überleben und wieder gesund werden. Das ist beim Cholesterin anders.

Wenn sie sich entscheidet, ihren erhöhten Cholesterinwert zu behandeln, trifft sie diese Entscheidung nicht für sich. Das bildet sie sich nur ein. Sie glaubt allen Ernstes, sie täte sich damit etwas Gutes. Wie etwa bei der Entscheidung zur Blinddarmoperation. Aber mit dieser Einschätzung liegt sie falsch. Denn tatsächlich tut sie damit anderen etwas Gutes. Zumindest liegt das Risiko, dass andere und nicht sie von ihrer Behandlung profitieren, irgendwo im Bereich zwischen 50 und 150:1, vielleicht auch ungünstiger. Wie kommt das? Hierzu muss man sich ein paar Dinge klarmachen. Der etwas erhöhte LDL-Wert von Frau Bode ist ja eigentlich gar nichts Schlimmes. Frau Bode ist ja sonst gesund. Der erhöhte LDL-Wert geht nur mit einem erhöhten Risiko einher, an einer koronaren Herzerkrankung zu versterben. Tatsächlich ist Frau Bode natürlich noch zahlreichen anderen Risiken ausgesetzt, und ihre Lebenserwartung liegt trotzdem bei deutlich über achtzig Jahren. Das heißt, ihr persönliches Risiko, verfrüht einen Herztod zu sterben, ist außerordentlich gering. 51

DIE 4S-STUDIE Die sogenannte 4S-Studie ist, in den Worten des Nobelpreisträgers Joseph L. Goldstein, ein Meilenstein in der Medizingeschichte. 4S steht für Scandinavian Simvastatin Survival Study, also: Skandivanische Simvastatin-Überlebensstudie. Ziel war es zu untersuchen, ob Patienten mit einer gravierenden koronaren Herzkrankheit von einer Senkung ihres Cholesterinspiegels profitieren würden. Gravierende koronare Herzkrankheit bedeutet: Sie hatten entweder bereits einmal einen Herzinfarkt oder eine Angina pectoris, also Schmerzen in der Brust, die dann auftreten, wenn das Herz nicht genügend durchblutet wird. In dieser Studie wurde, nach Meinung vieler Atheroskleroseforscher, erstmals eindeutig gezeigt, dass eine Senkung des Cholesterinspiegels zu einer Senkung der Sterblichkeit führt. Zwischen dem 19. Mai 1988 und dem 16. August 1989 wurden in Dänemark, Finnland, Island, Norwegen und Schweden 4444 Personen mit einer koronaren Herzkrankheit in einen von zwei Behandlungsarmen geführt: Die eine Hälfte bekam den Cholesterinsenker Simvastatin, die andere Hälfte bekam ihn nicht. 1994 wurden die Ergebnisse in der renommierten englischen Zeitschrift THE LANCET veröffentlicht. Die Schlagzeilen der vulgärmedizinischen Presse lauteten etwa so: »Drastische Abnahme der Gesamtsterblichkeit durch Simvastatin.« Und: »Jedes dritte Leben gerettet.« Und: »30 Prozent Reduktion der Sterblichkeit.«

Die Zahlen sehen so aus: Von den 2221 behandelten Patienten starben 182. Das sind acht Prozent der Menschen aus dieser Gruppe. Und von den 2223 Unbehandelten starben 256. Das sind zwölf Prozent der Menschen dieser Gruppe. Macht eine Differenz von 74. Die number needed to treat errechnet sich aus 2221 geteilt durch

74 = 30. Und die 30-prozentige Reduktion der Sterblichkeit heißt nichts anderes als: Statt 12 Prozent der Patienten sterben 8 Prozent. Dreißig Patienten müssen behandelt werden, damit einer profitiert. Eine zufriedenstellende oder seltsame Zahl, je nachdem, aus welcher Perspektive man sie betrachtet. Wenn man einem Patienten, der einen Herzinfarkt hatte, sagt: »Sie können jetzt einen Cholesterinsenker nehmen. Aber ob er Ihnen hilft oder nicht, das weiß ich nicht. Wahrscheinlich hilft er Ihnen nicht, man muss nämlich dreißig Patienten wie Sie behandeln, damit einer einen Nutzen hat. Und Ihr Risiko, in fünf Jahren zu sterben, liegt auch mit Behandlung bei acht Prozent. Und ohne Behandlung bei zwölf Prozent.« Wenn man so etwas einem Patienten sagt, wird er einen mit großen Augen anschauen und es ganz und gar nicht fassen. Auf jeden Fall wird weder er noch ein anderer freudig sagen: »Na, das ist ja ein wunderbares Ergebnis. Natürlich nehme ich das Zeug, wenn die Chancen 1:30 stehen, dass es mir hilft.« Nein, der Patient wäre irritiert. Weshalb man ihm diese Zahl auch nicht sagt.

Aber: Diese Zahl ist exzellent. Für eine therapeutische Intervention ist die number needed to treat von dreißig in den üblichen medizinischen Kategorien ganz hervorragend. Damit ist die Cholesterinsenkung eine hochwirksame Maßnahme, um Leben zu retten. Bei einer Bevölkerung, in der wie in Deutschland 80 000 Menschen jedes Jahr an einem Herzinfarkt versterben.

Aber ob das für meinen Patienten eine Rolle spielen würde? Bei einem Risiko von 30:1, dass ihm die Behandlung nichts nützt? Und wir reden hier von jemandem, der schon einmal einen Herzinfarkt gehabt hatte oder zumindest unter durchblutungsbedingten Schmerzen im Herzen gelitten hatte.

Die number needed to treat bei Menschen, deren Risiko deutlich geringer ist als das von Menschen, die eine koronare Herzkrankheit haben, kann schnell auf hundert oder zweihundert steigen. Rein rechnerisch.

VERKAUFEN WIR WIRKLICH GLÜCK? Frau Bode sitzt mir immer noch gegenüber. Ich hatte leicht an ihr vorbeigeschaut und über meinen Balkon in den grünen Garten. Das mache ich manchmal, wenn ich ein wenig ins Nachdenken komme. Aber Frau Bode will ja nun etwas von mir wissen.

Ihr Risiko, innerhalb der nächsten zehn Jahre an einem Herzinfarkt zu sterben, liegt unter einem Prozent. Wenn man die üblichen Tabellen zur Risikoabschätzung benutzt. Sie liegt damit im grünen Bereich, im sehr grünen Bereich. Die number needed to treat dürfte ziemlich hoch sein. So hoch, dass viele ernst zu nehmende Menschen in dieser Situation sicherlich keine Empfehlung für eine medikamentöse Behandlung ihrer LDL-Werte aussprechen würden. Zurückhaltend ausgedrückt.

Ich kenne ja nun die Empfehlungen der Lipidliga von 2006: kaloriengerechte Ernährung, Reduktion der Nahrungsfette, Ersatz von gesättigten Fettsäuren durch ein- oder mehrfach ungesättigte Fettsäuren, Einschränkung der Cholesterinzufuhr, Erhöhung des Ballaststoffanteils. Ich sage es Frau Bode.

»Aber Herr Doktor, das mache ich doch alles schon!«, antwortet sie etwas vorwurfsvoll. »Fettärmer kann ich ja nun wirklich nicht mehr kochen. Wir leben ja schon so gesund.« Recht hat sie, denke ich. »Und ich verstehe das sowieso nicht, warum mein Cholesterin immer noch so hoch ist.« Dazu könnte man ihr jetzt zweierlei sagen. Zum einen: Wenn sie nicht schon so aufpassen würde, wäre ihr LDL-Wert vielleicht noch höher. Ihr aktueller Wert ist wahrscheinlich bereits das Ergebnis ihrer diätetischen Bemühungen. Und im Übrigen: Auch durch eine noch so strenge Diät lässt sich ein hoher LDL-Wert im Grunde nur wenig beeinflussen. Das heißt: Man ist ziemlich schnell bei der medikamentösen Behandlung, bei Tabletten. Ziemlich schnell heißt: Nach drei Monaten. Die Lipidliga spricht hier eine klare Sprache. In ihrer Publikation »Diagnostik und Therapie von Fettstoffwechselstörungen in der ärztlichen Praxis« (Stand 2006) steht klipp und klar: »Sollten die Änderungen der Ernährungs- und Lebensgewohnheiten nicht zum gewünschten Therapieziel führen, ist eine Pharmakotherapie der Dyslipoproteinämie erforderlich (im Allgemeinen nach drei Monaten).« Erforderlich. Nicht: empfehlenswert. Oder: kann für die Betroffenen von Vorteil sein. Nein. Erforderlich. Und wie wird so etwas gemacht? Mit einer Tablette. Täglich und lebenslang. Und zwar mit einem sogenannten Statin.

CHOLESTERINSENKENDE THERAPIE – VON DER DIÄT ZU DEN STATINEN UND ETWAS WEITER Wenn man in den Lehrbüchern der Inneren Medizin vom Anfang des vorigen Jahrhunderts nachschlägt, so findet man dort bereits Empfehlungen, die denen der Lipidliga von 2006 verblüffend ähnlich sind. Bei der gravierendsten Folge der Atherosklerose, der koronaren Herzkrankheit, wird zu einer Gewichtsreduktion geraten, zur Fleischkarenz, zur Erhöhung des Obst- und Gemüseanteils in der Nahrung, zu moderatem Alkoholkonsum und zu Nikotinverzicht. Eine medikamentöse Behandlung erhöhter Blutfettwerte stand allerdings erst in der zweiten Hälfte des vorigen Jahrhunderts zur Verfügung: Die Nikotinsäure gilt als erste wirksame Substanz zur Senkung erhöhter Blutfettwerte. Allerdings ist diese Wirkung auf das LDL-Cholesterin vergleichsweise gering. Die Substanz wird auch heute noch eingesetzt, aber eigentlich nur noch bei stark erhöhten Triglyzeridwerten. 1968 wurde Clofibrat zugelassen und 1974 Etofibrat. Auch Fibrate haben nur einen geringen Effekt auf das LDL-Cholesterin, können aber wirkungsvoll das schützende HDL steigern. Bereits mit dieser Substanzgruppe gab es aber schon die ersten Probleme: Unter Clofibrat wurden Leberschädigungen festgestellt und es kam zu einer gehäuften Gallensteinbildung. Außerdem bestand der Verdacht, dass es Krebs erzeugt. 1979 wurde die Zulassung dieser Substanz vom Bundesgesundheitsamt widerrufen, aber sechs Monate später war es für besonders »schwere Fettstoffwechselstörungen« wieder verschreibungsfähig. Der Durchbruch in der Cholesterinbehandlung erfolgte 1989 mit der Zulassung von Lovostatin. Es ist die erste Substanz aus der Gruppe der Cholesterinsynthesehemmer, der Statine. Es folgten 1990 Simvastatin, mit der die große 4S-Studie durchgeführt worden war, Pravastatin, Fluvastatin und Atorvastatin. Und natürlich Cerivastatin, in Deutschland unter dem Namen Lipobay zugelassen. Mit dieser Substanz gab es dann wieder Probleme. Unter der Einnahme von Cerivastatin war es zu etwa hundert Todesfällen gekommen, was als Lipobay-Skandal in die Annalen der Medizin einging. 2001 wurde Lipobay vom Markt genommen und die Firma Bayer hatte ein ziemliches Problem.

Im Jahre 2003 schließlich wurde ein weiteres Therapieprinzip eingeführt, das verblüffend sinnvoll klingt. Bekanntermaßen wird ja körpereigenes Cholesterin von der Leber in die Gallenflüssigkeit ausgeschieden und gelangt mit ihr in den Dünndarm, um hier zu 90 Prozent wieder in den Körper aufgenommen zu werden. Mit der Substanz Ezetimib, Handelsname Ezetrol, wird die erneute Aufnahme gehemmt und das Cholesterin wird dann mit dem Stuhl ausgeschieden. Vorläufiger Endpunkt einer medizinisch und wirtschaftlich extrem erfolgreichen Behandlung.

Es gibt jetzt nur ein Problem. Ich weiß nicht, was ich Frau Bode raten soll. Und das sage ich ihr.

»Na, was würden Sie denn machen?«, fragt sie. Ich sage es ihr: »Ich würde mich nicht behandeln lassen. Mich interessiert im Übrigen auch mein Cholesterinwert nicht. Ich habe ihn noch nie bestimmen lassen.« Und nach einer Pause. »Aber ich würde mich auch nicht beklagen, wenn ich deshalb einen Herzinfarkt bekommen würde.«

»Ich glaube, ich werde auch erst einmal abwarten.« Und Frau Bode verabschiedet sich.

Am Abend sitze ich zu Hause, knabbere Chips und trinke ein Bier. Alkoholarm. Und blättere im Spiegel. Der liegt bei mir im Wartezimmer, und montags nehme ich ihn mit nach Hause, um mich ein bisschen über die aktuellen Entwicklungen in der Medizin zu informieren, und lese: Britische Mediziner haben ein Präparat »fertiggestellt, das helfen soll, 80 Prozent aller Herzinfarkte und Schlaganfälle zu verhindern«. Der Direktor des London Wolfson Institute of Preventive Medicine, Nicholas Wald, ist überzeugt: »Wir haben einen Meilenstein erreicht.« Und was ist drin in der Pille neben drei verschiedenen Blutdrucksenkern und Folsäure als fünfte Substanz? Simvastatin. Natürlich. Kosten: 1,28 € pro Tag, hergestellt in Indien. Einzunehmen einmal pro Tag ab dem fünfzigsten Lebensjahr lebenslänglich.

2. Die neuen Mythen

KREBS – KÖRPER IM KRIEG

Frau Bonkhoff ist 55 Jahre alt und sie hat Angst vor Brustkrebs. Sie hat dafür keinen speziellen Grund. Sie hat keinen Knoten getastet und auch sonst nichts Auffälliges beobachtet. Zu mir kommt sie wie jedes Jahr, um ihre etwas erhöhten Cholesterinwerte untersuchen zu lassen.

Seit drei bis vier Jahren beschäftigt sie öfter das Thema Brustkrebs. Damals war sie von ihrer Frauenärztin auf die Möglichkeit einer Vorsorgeuntersuchung angesprochen worden. Aber sie hatte einfach Angst gehabt und das ganze Thema verdrängt. Und vor mehreren Monaten hat sie im Fernsehen einen Bericht über die Mammografie gesehen und schließlich, vor ein paar Wochen dann, noch einmal etwas zur Selbstuntersuchung der Brust gelesen. Beide Male war sehr eindringlich auf die Häufigkeit von Brustkrebs und die Bedeutung der Früherkennung durch Abtasten und Mammografie hingewiesen worden. Und jetzt ist auch noch bei einer Freundin ein Knoten bei der Mammografie festgestellt worden, der weiter abgeklärt werden muss. Die Freundin war ganz aufgelöst.

Frau Bonkhoff ist ziemlich zerrissen zwischen der Angst vor der Untersuchung und den Folgen und der Notwendigkeit, sie doch durchführen zu lassen.

»Was soll ich denn jetzt machen?«, fragt sie mich.

Nun, ich kann ihr Folgendes mit ziemlicher Sicherheit sagen: Bisher hat sie nichts falsch gemacht. Und wie immer auch ihre Entscheidung für die Zukunft ausfällt – für oder gegen die Teilnahme an einem Brustkrebs-Screening –, einen ganz großen Fehler kann sie nicht machen. Und deshalb sollte sie die ganze Angelegenheit stressfrei und mit der angemessenen Gelassenheit angehen.

Wenn man nämlich offen und ehrlich mit Frau Bonkhoff über Brustkrebs und Brustkrebsfrüherkennung sprechen will, muss man Folgendes sagen: In ihrem Alter liegt das Risiko, innerhalb der nächsten zehn Jahre an Brustkrebs zu sterben, unter einem Prozent. Anders formuliert: Von tausend Frauen im Alter von 55 Jahren werden acht Frauen innerhalb der nächsten zehn Jahre an Brustkrebs sterben. Wenn sie nicht an Früherkennungsprogram-

5

men teilnehmen. Das heißt: 992 Frauen werden in den nächsten zehn Jahren nicht an Brustkrebs sterben. Optimistische Schätzungen über den Nutzen solcher Programme ergeben, dass sich durch ein regelmäßiges Screening die Sterblichkeit um 25 Prozent reduzieren lässt. Das bedeutet: Wenn in zehn Jahren von tausend Frauen, die nicht zur Früherkennungsuntersuchung gehen, acht sterben, so lässt sich die Zahl durch regelmäßige Mammografien um zwei reduzieren. Statt acht Frauen sterben sechs Frauen. Ob Frau Bonkhoff zu den sechs Frauen gehört, die trotz der regelmäßigen Mammografie sterben, oder zu den zwei Frauen, die der Mammografie ihr Leben verdanken werden, lässt sich nicht sagen. Das heißt also: Wenn tausend Frauen am Mammografie-Screening teilnehmen, werden zwei Frauen dieser Teilnahme über einen Zeitraum von zehn Jahren ihr Leben verdanken. Bei 998 Frauen ist die Untersuchung im Hinblick auf die Sterblichkeit wirkungslos. Diese Zahl sollte man zur Beruhigung jeder Frau nennen, die sich deswegen Sorgen macht.

Der geringe Nutzen des Mammografie-Screenings ist den weitaus meisten Menschen nicht bekannt. Dafür weichen die Vorstellungen und Hoffnungen in abenteuerlicher Weise von der Realität ab. Im Schnitt wird angenommen, dass von tausend Frauen, die an der Brustkrebsfrüherkennung teilnehmen, etwa fünfzig bis sechzig damit dem Brustkrebstod entgehen. Auch kluge Frauen, die glauben, sich mit der Materie beschäftigt zu haben und rational zu handeln, liegen manchmal mit ihren Schätzungen grotesk daneben: Die Angaben reichen bis zu hundert verhinderbaren Todesfällen auf tausend untersuchte Frauen. Zur Erinnerung: Es sind, je nach Altersgruppe, ein bis zwei Frauen von tausend, die dem Mammografie-Screening ihr Leben verdanken.

KREBSWACHSTUM Frau Bonkhoff ist eine Frau, die trotz ihrer Ängste sehr aufmerksam zuhört. Und ihr ist etwas aufgefallen.

»Wie kommt es eigentlich, dass die sechs Frauen trotz der regelmäßigen Vorsorgeuntersuchungen an Brustkrebs sterben? Wieso sterben ohne die Vorsorgeuntersuchung acht Frauen, aber mit Vorsorgeuntersuchung immer noch sechs?«

Frau Bonkhoff geht, wie die meisten Menschen, von einer vereinfachten und nicht immer richtigen Vorstellung aus. Diese besagt: Je eher ein Tumor gefunden wird, desto besser lässt er sich heilen. Und genau das trifft oft nicht zu.

Um das Problem zu verstehen, muss man eine minimale Kenntnis über Krebserkrankungen haben. Ein Krebswachstum kann sich auf drei verschiedenen Ebenen abspielen. Dort, wo der Krebs entstanden ist, in den örtlichen Lymphknotenstationen oder in der Ferne. Bezogen auf Brustkrebs heißt das: Der Tumor entsteht in der Brust (der sogenannte Primärtumor) und wächst hier, langsam oder schnell oder vielleicht auch gar nicht. Er kann Absiedlungen (Metastasen) in den Lymphknoten der Achselhöhle verursachen. Und schließlich können Tumorzellen mit dem Blut in entfernte Organe, häufig die Leber, verschleppt werden und dort zu weiterem Krebswachstum führen (Fernmetastasen).

Es sind diese Fernmetastasen, die die Tumorsterblichkeit verursachen. Ein Brustkrebs lässt sich, auch wenn er groß ist, meistens komplett entfernen. Nicht aber entfernen lassen sich alle Fernmetastasen, wenn sie denn vorliegen. Sie sind der limitierende Faktor.

Die übliche Vorstellung lautet: Wenn ein Primärtumor frühzeitig entdeckt wird, lässt er sich entfernen, bevor örtliche Lymphknotenmetastasen und Fernmetastasen aufgetreten sind. Das ist auch bei den meisten Brustkrebsformen richtig. Bei anderen aber nicht. Es gibt Tumore, die sehr frühzeitig Metastasen in andere Organe setzen. Und zwar zu einem Zeitpunkt, an dem der Primärtumor in der Brust noch zu klein ist, um durch eine Früherkennungsuntersuchung überhaupt erkannt zu werden. Erkennbar in der Mammografie wird er schließlich erst dann, wenn bereits in anderen Organen Metastasen heranwachsen. Und damit ist es an der Zeit, über die Risiken und Nebenwirkungen der Krebsfrüherkennung zu sprechen.

KREBSVORSORGE – RISIKEN UND NEBENWIRKUNGEN Risiken und Nebenwirkungen: Das sind Begriffe, die den meisten Menschen nur im Zusammenhang mit Medikamenten bekannt sind. Aber bei Vorsorge- und Früherkennungsuntersuchungen?

Die Schwierigkeiten fangen bereits bei der unscharfen Trennung zwischen »Vorsorgeuntersuchung« und »Krebsfrüherkennung« an. Viele von uns benutzen diese Wörter munter durcheinander und ohne sich jemals klarzumachen, wovon sie gerade sprechen. Die Mammografie ist bei einer gesunden Frau keine Vorsorge-, sondern lediglich eine Früherkennungsuntersuchung. Gesucht wird bei dieser Methode nach kleinen, frühen Krebsformen. Bei einer Vorsorgeuntersuchung wird nach Merkmalen gesucht, aus denen vielleicht einmal Krebs werden kann – die aber selbst noch kein Krebs sind. Dies ist der Fall bei Polypen im Dickdarm, die gutartig sind, aber bösartig werden können. Nicht aber bei Brustkrebs.

Die meisten Menschen, die eine Krebsfrüherkennungsuntersuchung durchführen lassen wollen, sprechen von Krebsvorsorge. Das ist auch verständlich. Vorsorge gegenüber einer Krankheit, die ich nicht habe, ist immer besser als die Früherkennung einer Krankheit, die bereits in mir steckt. Unbewusst wird daher der harmlose, aber falsche Begriff der Krebsvorsorge genutzt.

Weil Vorsorge eigentlich gar nicht schlecht sein kann, wird über Risiken und Nebenwirkungen auch praktisch nicht gesprochen. Aber es gibt sie. Zunächst einmal: So ziemlich jede Untersuchung kann eine Nebenwirkung haben. Bei der Mammografie ist das evident: Es besteht eine Strahlenbelastung. Außerdem ist die Untersuchung selbst unangenehm. Es ist anzunehmen, dass diese Nebenwirkungen durch den potenziellen Nutzen aufgewogen werden. Aber als ernst zu nehmende Größe muss man die Strahlenbelastung bei dieser Methode, die an Millionen Frauen durchgeführt wird, selbstverständlich mit ins Kalkül ziehen.

Oft ignoriert, aber stets präsent, ist eine andere Nebenwirkung. Frau Bonkhoff, die 55-jährige Patientin, die Angst vor Brustkrebs hat, demonstriert dieses Dilemma: Sie beschäftigt sich seit drei bis vier Jahren mit dem Thema, und immer wieder sagt sie sich: »Du solltest eigentlich hingehen.« Aber sie hat Angst. Und damit haben wir eine Nebenwirkung der Methode, noch bevor diese überhaupt angewendet wurde. Und nicht zuletzt sind es Ärzte, die diese Nebenwirkung bei der Bevölkerung auslösen. Im Jahre 2007 sollte sogar per Gesetz eine Pflicht zur Teilnahme an Krebsfrüherkennungsmaßnahmen etabliert werden.

Eine gravierendere, unerwünschte Folge entsteht durch die Fehler der Methode. Jede Krebsfrüherkennungsuntersuchung kann zu einem fehlerhaften Ergebnis führen. Zum einen kann bei der Mammografie ein Tumor, der vorhanden ist, übersehen werden. Man spricht in diesem Falle von falsch-negativ. (Negative Befunde sind in der Medizin immer gut, denn sie bedeuten, dass eine Krankheit nicht vorliegt.) Die Zahl falsch-negativer Resultate bei der Mammografie liegt bei etwa einem Drittel. Das heißt: Wenn hundert Frauen mit bisher nicht erkanntem Brustkrebs zur

Mammografie gehen, wird bei 33 Prozent dieser Frauen der Krebs nicht erkannt. Die Nebenwirkung heißt in diesem Falle: falsche Sicherheit.

Ein anderes Problem sind die falsch-positiven Befunde: Aufgrund der Mammografie besteht der Verdacht auf ein Karzinom, obwohl keines vorliegt. Bei einer einmaligen Untersuchung müssen fünf von hundert Frauen damit rechnen, dass dieses Ereignis eintritt. Während einer zehnjährigen Beobachtungszeit steigt die Zahl auf 20 Prozent. Die Folgen sind: Angst, weitergehende Untersuchungen, Eingriffe bis hin zu Probenentnahmen. Kurz: eine Einschränkung der Lebensqualität über einen durchaus relevanten Zeitraum hinweg. Diese unerwünschten Folgen können gravierend sein und müssen bei der Bewertung der Mammografie immer berücksichtigt werden. Aber das Leid der Frauen, die mit einem falschen Alarm konfrontiert werden, wird hoffentlich aufgewogen durch die Rettung von Frauen, die einer Mammografie ihr Leben verdanken.

Das ist anders bei einer anderen Früherkennungsmethode, die immer noch propagiert wird: die Selbstabtastung der eigenen Brust. Dies scheint nun eine wirklich harmlose Art der Krebsfrüherkennung zu sein. Keine Strahlen, keine Schmerzen, nur Tasten. Und doch schon nebenwirkungsreich. Seit Jahrzehnten wird der Wert dieser Methode untersucht, in zuverlässigen Studien, die inzwischen mehrere hunderttausend Frauen umfassen. Und das Ergebnis? Durch systematisches Selbstabtasten lässt sich die Sterblichkeit an Brustkrebs nicht reduzieren. Aber Frauen, die sich selbst untersuchen, müssen doppelt so oft Probenentnahmen bei sich durchführen lassen wie Frauen, die sich nicht regelmäßig selbst untersuchen.

Und jetzt kommen wir zu einer besonders tückischen Variante. Zu den unerwünschten, richtig positiven Resultaten. Also: Eine Krebserkrankung wird entdeckt, die zuvor nicht bekannt war. Dies ist das Ziel aller Früherkennungsmaßnahmen.

Unerwünschte richtige Resultate. Klingt paradox. Ist aber als Problem bekannt. Nämlich: Bei der Mammografie wird ein Tumor entdeckt, der auch wirklich Brustkrebs ist. Aber der vielleicht niemals zu Beschwerden geführt hätte. Einfach weil er extrem langsam wächst und sehr spät zu Metastasierungen führt. So spät, dass die betroffenen Frauen längst an irgendetwas anderem, zum Beispiel an Altersschwäche, gestorben wären. Zum Glück dürfte dieses Ereignis beim Brustkrebs relativ selten sein. Aber: Es ist relevant. Und in diesem Fall hätte die Mammografie zu einer erheblichen Einbuße an Lebensqualität geführt.

Wie sieht es nun aus mit den Vorsorgeuntersuchungen und Früherkennungsmaßnahmen bei Krebs?

Es gibt derzeit bei folgenden Krebsformen keinen Wirksamkeitsnachweis für die Früherkennungsunteruschung: Lungenkrebs, Magenkrebs, Bauchspeicheldrüsenkrebs, Nierenkrebs, Prostatakrebs. Die Mammografie ist eine in Grenzen wirksame Früherkennungsunteruschung für Frauen zwischen fünfzig und siebzig Jahren. Die regelmäßige Untersuchung der Gebärmutter kann ebenfalls die Sterblichkeit reduzieren.

Die einzige echte Vorsorgeuntersuchung gegenüber einem Krebs ist die Darmspiegelung. Denn der Darmkrebs hat eine Eigenart, die ihn in hervorragender Weise einer Vorsorgeuntersuchung zugänglich macht. Er entsteht in den weitaus meisten Fällen aus Polypen. Dies sind gutartige Schleimhautwucherungen, die als linsengroße, bohnen- oder kirschgroße Veränderungen bei der Spiegelung erkennbar sind, lange bevor sich in ihnen bösartige Zellen bilden. Und dieser lange Zeitraum steht für die Vorsorgespiegelung, die sogenannte präventive Koloskopie, zur Verfügung.

RISIKORELATIONEN Ein paar Stunden nach Frau Bonkhoff sitzt mir Frau Kietz gegenüber. Sie weiß von alldem nichts. Sie ist 39 Jahre alt und sagt etwas kokett: »Ich merke, dass ich langsam älter werde. Ich muss jetzt mal was für meine Gesundheit tun.«

Sie möchte »die üblichen Blutwerte« untersuchen lassen, »mal so richtig ein großes Blutbild«, wie sie sagt. Und dann, so berichtet sie, hatte sie auch eine Mammografie durchführen lassen wollen. Und der Frauenarzt hatte ihr gesagt, das sei in ihrem Alter keine Kassenleistung. »Armes Deutschland«, kommentiert sie diesen Sachverhalt.

»Na ja«, sage ich, »die Kassen müssen halt sorgfältig mit dem Geld umgehen, das Sie einzahlen.«

»Aber die würden doch viel Geld sparen, wenn sie die Krankheiten früh entdecken würden. Bevor große Operationen nötig sind oder teure Chemotherapien und so was.«

Jetzt könnte ich ihr natürlich alles über Krebsfrüherkennungsunteruschungen und den Aufwand und die unbefriedigenden

Ergebnisse erklären. Aber ich bin zu diesem Zeitpunkt schon etwas müde und wähle die kürzere Variante. Aufgrund ihrer heiseren Stimme und der deutlich vorgealterten Gesichtshaut hatte ich schon so eine Vermutung. Ich frage sie:»Rauchen Sie?«»Ja, nicht ganz eine Schachtel.«

Ich bin ein ehrlicher Mensch.

»Nun denn«, sage ich,»mit Ihrem Brustkrebsrisiko verhält es sich so: Von zehntausend Frauen in Ihrem Alter werden in den nächsten zehn Jahren zwanzig an Brustkrebs sterben. Wenn diese zehntausend Frauen regelmäßig zur Früherkennungsuntersuchung gingen, würden immerhin noch siebzehn an Brustkrebs sterben. Aber im gleichen Zeitraum werden 150 Frauen an irgendetwas anderem sterben – vorausgesetzt, sie rauchen nicht. Von zehntausend Frauen, die rauchen, werden innerhalb von zehn Jahren dreihundert versterben, überwiegend an Lungenkrebs, Herzinfarkt und Schlaganfall. Das heißt: Wenn zehntausend Raucherinnen in der Altersgruppe zwischen dreißig und vierzig Jahren regelmäßig an der Brustkrebsfrüherkennung teilnehmen, reduzieren sie die Zahl der Verstorbenen von 300 auf 297. Wenn sie aber das Rauchen aufgeben, reduzieren sie die Zahl der Verstorbenen von 300 auf 150. Also: Drei Frauen werden durch die Mammografie gerettet, 150 durch den Verzicht auf Nikotin.«

Ob die Kosten für die minimale Sterblichkeitsreduktion durch Mammografie von der Gesamtheit der Beitragszahler (»Solidargemeinschaft«) getragen werden sollten oder ob in dieser Situation jede Frau selbst abzuwägen hat, wie viel sie dafür ausgeben will, ist immerhin etwas, worüber man sprechen kann. Eine Mammografie kostet zwischen 25 und 50 Euro. Einmal pro Jahr. Eine Schachtel Zigaretten kostet zwischen 3,25 und 4,25 Euro alle ein bis zwei Tage. Macht zwischen 600 und 1500 Euro pro Jahr.

MAGIE DER DIAGNOSTIK Herr Hentschke war 62 Jahre alt, als er sich in der Ambulanz vorstellte. Zwölf Jahre zuvor war bei ihm ein malignes Melanom, ein schwarzer Hautkrebs, am Unterschenkel entfernt worden. Herr Hentschke hatte dort schon länger einen Leberfleck beobachtet. Irgendwann meinte er, dieser sei größer geworden und auch etwas dunkler in der Mitte. Schließlich war er zu seinem Hausarzt gegangen. Der Leberfleck wurde entfernt und untersucht. Es handelte sich tatsächlich um ein malignes Melanom, das schon mehrere Millimeter in die Tiefe gewachsen war.

Deshalb hatte man zu einer Operation geraten, bei der die Umgebung des Tumors großzügig entfernt wurde. So großzügig, dass der entstehende Defekt mit einer plastischen Operation gedeckt werden musste. Aber alles war gut gegangen. Herr Hentschke hatte regelmäßig die Kontrolluntersuchungen vornehmen lassen. Bei den Kontrollen wurde das Operationsgebiet eingehend untersucht, die Haut des Beines, die ganze übrige Haut, alle Leberflecken wurden registriert und gemessen. Und es wurden die Lymphknotenregionen abgetastet, die in der Leiste, aber auch die anderen. Einmal im Jahr wurde Blut abgenommen und im Labor untersucht, die Lunge wurde geröntgt und es wurde eine Sonografie des Bauchraums durchgeführt. Mit besonderer Beachtung der Leber.

In sechs Jahren war nichts Auffälliges passiert, und Herr Hentschke ging auch nicht mehr zu den Kontrollen, achtete aber selbst weiterhin sehr genau auf seinen Körper.

Zehn Jahre nach der Operation bemerkte er dann einen Knoten in der Leiste und suchte prompt seinen Hausarzt auf. Auch diesem erschien der Knoten suspekt. Wieder wurde Blut abgenommen, die Lunge wurde geröntgt, es wurde eine Oberbauchsonografie durchgeführt. Alle Ergebnisse waren unauffällig. Der Lymphknoten wurde entfernt und mit ihm dann die ganze Lymphknotenregion. Bei der feingeweblichen Untersuchung stellte sich der Knoten als Lymphknotenmetastase des Melanoms heraus.

So kam Herr Hentschke erstmals in die Ambulanz. Er berichtete mir seine Krankengeschichte, ich sah mir die alte Narbe an, tastete sie ab, inspizierte das gesamte Bein, die operierte Lymphknotenregion und untersuchte ihn komplett. Dann nahm ich Blut ab, schickte ihn zur Röntgenaufnahme der Lunge und ließ eine Oberbauchsonografie durchführen. Dieses Ritual wird sich dann zunächst alle drei Monate wiederholen, später in größeren Abständen. Ich werde ihn fragen, wie es ihm geht, ob sein Gewicht konstant ist und ob ihm irgendetwas aufgefallen ist. Und dann kommen die Untersuchungen. Immer mit der Frage: Ist der Tumor irgendwo wieder aufgetreten? In der Lunge, in der Leber, im Knochen, im Herzen oder in der Milz? Ein malignes Melanom kann überallhin streuen. Und ich bin immer froh, wenn Herr Hentschke mir am Ende der Untersuchungen gegenübersitzt und ich ihm sagen kann: Es ist alles in Ordnung. Kommen Sie in einem halben Jahr wieder.

Was aber wäre, wenn bei der Ultraschalluntersuchung eine Lebermetastase festgestellt würde? Oder zwei? Oder bei der Röntgenaufnahme eine Metastase in der Lunge? Oder wenn Lungen- und Lebermetastasen vorlägen? Was würde ich Herrn Hentschke sagen?

Dann müsste ich vorsichtig mit ihm über das weitere Vorgehen sprechen. Über eine Intensivierung der Tumorsuche, ein sogenanntes Staging. Ich müsste gezielt nach Metastasen im Hirn fahnden, nach Knochenmetastasen, nach Metastasen im Brust- und Bauchraum. Und das würde Herr Hentschke wahrscheinlich auch alles über sich ergehen lassen. Die meisten Menschen in einer solchen Situation tun das. Sie würden völlig verstehen, dass für die weitere Therapieplanung eine Feststellung des gegenwärtigen Zustandes nötig ist.

Nur wenige Menschen fragen in dieser Situation der Diagnostik: Hat es überhaupt einen Sinn weiterzusuchen? Welche Konsequenz hat es für mein weiteres Leben?

Auch für Herrn Hentschke kommt schließlich der Tag, an dem ich ihm sagen muss: Bei den Untersuchungen wurden zwei Metastasen in der Leber gefunden und je eine kleine Metastase in der rechten und der linken Lunge. Ich könnte ihm jetzt mitteilen: »Die mittlere Überlebenszeit von Patienten in Ihrer Situation liegt bei sechs bis neun Monaten. Ohne Chemotherapie. Mit Chemotherapie besteht eine kleine Chance, dass Sie einige Monate länger leben. Aber nur eine Chance, eine kleine.«

Aber ich sage es natürlich nicht. Ich versuche, Herrn Hentschkes Erwartungen, Ängste und Hoffnungen zu verstehen und ihn soweit über die diagnostischen und therapeutischen Möglichkeiten und die Prognose aufzuklären, wie er es wünscht, um dann mit ihm das weitere Vorgehen zu planen. Aber eines ist in jedem Falle klar: Herr Hentschke wird sehr bald sterben. Und höchstwahrscheinlich qualvoll. Mit und ohne Therapie. Es gibt nämlich keine wirkungsvolle Behandlung bei metastasiertem malignen Melanom.

Warum also die Nachsorgeuntersuchungen und die Suche nach Fernmetastasen? Als man bei Herrn Hentschke die Lymphknotenmetastasen in der Leiste radikal herausoperiert hatte, hätte man ihm sagen können: »So, das war's. Kommen Sie nicht mehr zur Kontrolle, kommen Sie erst, wenn Sie Probleme haben.«

Und als dann die Metastasen in Lunge und Leber festgestellt wurden, hätte man ihm auch sagen können: Mehr machen wir jetzt nicht. Kein Staging, keine weitere Diagnostik, keine Kontrollen. Aber niemand tut so etwas. Die Gründe sind vielfältig. Zum einen gibt es ganz einfach ein feststehendes Reglement, und das sieht Nachsorgeuntersuchungen eben vor. Zum anderen lassen sich natürlich manche Tumorkomplikationen unter Umständen besser angehen, wenn sie früher erkannt werden. Aber der Preis ist hoch. Die Unruhe und die Angst vor den Kontrolluntersuchungen. Und, wenn etwas gefunden wird, hat sich schlagartig die Zeit verkürzt, in der eine Verdrängung der Sorgen möglich ist. Ein Mensch lebt vielleicht besser mit Lebermetastasen, von denen er nichts weiß, als mit solchen, die ihm bekannt sind.

Aber neben dieser Funktion von Nachsorge gibt es noch eine andere. Und diese nähert sich schon beachtlich der Magie, die jahrhundertelang ein wesentlicher Bestandteil ärztlichen Handelns war: Diagnostik als Therapie.

DIAGNOSTIK ALS THERAPIE Über Jahrtausende war die Diagnostik der weitaus meisten Erkrankungen genauso wirkungslos wie die Therapie. Die Ursache von Beschwerden lag fast immer im Dunkeln, und die Versuche, sie zu behandeln, waren fast immer vergeblich. Am Ende des 18. Jahrhunderts und dann mit immer größerer Geschwindigkeit Anfang des 19. Jahrhunderts änderte sich die Situation komplett. Die moderne Medizin kam auf. Mit Anatomie und Physiologie, mit Sektionen und Experimenten. Krankheiten wurden verstanden, die Ursachen erkannt. Und die Diagnostik entwickelte sich zur zentralen Kunst des ärztlichen Handelns. Man lernte, einen Patienten gründlich zu untersuchen, Körperfunktionen zu messen und technische Apparate gezielt einzusetzen. Zwischen dem 18. und 19. Jahrhundert wurde das Stethoskop erfunden, die Blutdruckmessung, das Fieberthermometer, das EKG-Gerät, die Röntgenröhre, die Endoskopie, der Augenspiegel. Und man begann, die Krankheit eines Menschen vor dem Hintergrund von Anatomie, Physiologie, Biochemie und Bakteriologie zu verstehen. Aber man konnte nicht helfen. Eine wirksame medikamentöse Behandlung war bis zum Ende des 19. Jahrhunderts fast nicht vorhanden. Den Infektionskrankheiten, den Herzkrankheiten, den Krebserkrankungen stand man praktisch hilflos gegenüber. Es gab das Quecksilber gegen die Syphilis und das Chinin gegen die Malaria. Aber es gab nichts gegen die verheerenden bakteriellen Erkrankungen im Kindesalter, gegen Lungenentzündungen, die tödlichen Durchfallerkrankungen, die Tuberkulose, die eitrigen Hautinfektionen bei Verletzungen. Es gab Digitalis bei Herzschwäche und Nitrate bei Angina pectoris. Aber einen Herzinfarkt wirksam behandeln konnte man nicht und seine Komplikationen verhüten erst recht nicht. Die Herzinsuffizienz wurde durch Digitalis wahrscheinlich nur marginal beeinflusst. Aber es gab die Schmerzmittel, die Schlafmittel, die Beruhigungsmittel. Morphin wurde seit Beginn des 19. Jahrhunderts in großem Umfang eingesetzt, später dann Chloralhydrat und die Barbiturate. Aber wirksam gegenüber Krankheiten waren diese Präparate ebenso wenig wie die zahlreichen eingesetzten Abführmittel und der Aderlass. Und so entwickelte sich über mehr als hundert Jahre eine Form der ärztlichen Kunst, in der die Diagnose immer präziser wurde und die Therapie praktisch keine Fortschritte machte. Die Ärzte dieser Zeit waren sich häufig dieser schmerzlichen Diskrepanz bewusst. Und so wurde die Diagnostik immer mehr das zentrale Element der ärztlichen Kunst. Diagnostik wurde zur Therapie. Der Patient wurde befragt, sein Körper wurde inspiziert, mit den Händen abgetastet und beklopft, das Stethoskop wurde aufgesetzt, Puls und Blutdruck wurden gemessen und eine Fieberkurve angelegt. Es entwickelte sich ein neuer ärztlicher Jargon, es wurde eine Diagnose gestellt. Die Krankheit bekam einen Namen. Und der mutmaßliche Verlauf wurde, häufig zutreffend, prognostiziert. Das war ärztliche Kunst im 19. Jahrhundert. Die Magie der Diagnostik.

Und heute? Ein Mensch, bei dem heute ein metastasierendes Melanom festgestellt wird, befindet sich in der gleichen Lage wie die meisten Kranken im 19. Jahrhundert. Beachtliche diagnostische Möglichkeiten und keine Therapie. Und in den meisten Fällen werden Menschen in dieser Situation den gleichen Weg gehen, wie sie es im 19. Jahrhundert taten. Sie werden ärztliche Hilfe aufsuchen.

Wer sich mit einem metastasierten Hautkrebs konfrontiert sieht, hat im Grunde gar keine Chance, sich souverän und selbstbestimmt mit seiner Krankheit auseinanderzusetzen und Entscheidungen zu treffen. Er wird immer ärztlichen Rat suchen und wahrscheinlich bis zu seinem Tode in ärztlicher Behandlung stehen. Er wird dem suggestiven Sog einer wirkungslosen ärztlichen Diagnostik erliegen.

Ich habe selbst Ärzte mit metastasiertem Melanom gesehen, die bis zu ihrem Tode Diagnostik und Therapie erlitten haben, obwohl sie die Kenntnis gehabt hätten zu sagen: Es ist sinnlos. Umgekehrt habe ich auch – selten – medizinisch völlig ungebilde- 67 te Menschen erlebt, die sich kurz und präzis über die Behandlungsmöglichkeiten bei einer metastasierten Tumorerkrankung informiert haben, um dann zu beschließen: Ich setze mich keiner weiteren Diagnostik aus. Und einer Therapie schon gar nicht. Menschen, die der magischen Anziehungskraft medizinischer Rituale widerstanden haben. Es sind wenige.

KÖRPER IM KRIEG »So habe ich den Krebs besiegt.« Wann immer in den Medien über Menschen berichtet wird, bei denen eine Krebserkrankung festgestellt und erfolgreich behandelt wurde, ist von Kampf die Rede, vom Nichtaufgeben und von Sieg. Wer Krebs hat, lebt im Kriegszustand. Mit etwas Bösartigem. Mit einer Krankheit, der eine schlechte, böse Absicht unterstellt wird. Dieses Gefühl haben die meisten Menschen nur in der Auseinandersetzung mit Krebs. Nur selten lesen wir: So habe ich die koronare Herzkrankheit besiegt oder die Hepatitis. Und selbst nach einem mehrwöchigen Aufenthalt auf der Intensivstation wegen irgendeiner schweren akuten Erkrankung spricht kaum jemand von einem gewonnenen Kampf. Von so etwas Banalem wie einer Grippe oder einer Lungenentzündung ganz zu schweigen. Wie kommt das?

Die meisten Menschen, die mit der Diagnose Krebs konfrontiert werden, fühlen sich körperlich relativ wohl. Brustkrebs, Lungenkrebs, Prostatakrebs, Darmkrebs: Die häufigen Krebsformen werden heute oft in Stadien erkannt, die noch nicht zu ausgeprägten Beschwerden, zu Schmerzen, Luftnot oder Gewichtsverlust führen. Die Konfrontation mit dieser potenziell rasch zum Tode führenden Krankheit trifft die meisten Menschen ziemlich unvorbereitet. Und es ist erst die Behandlung, die die Betroffenen dann spürbar krank macht: zunächst der oft große, belastende operative Eingriff, dann womöglich die Bestrahlung und die Chemotherapie.

Die Wortwahl, das Gefühl: Mein Körper lebt in einem Kriegszustand mit einer bösartigen Erkrankung, die es auszurotten gilt, ist verständlich. Wer so viel investiert und so viel leidet, um eine Krankheit zu überwinden, braucht wahrscheinlich diesen Willen, zu gewinnen. Aber dieser Weg, dieses Denken und Fühlen, hat auch seine Risiken. Wer am Anfang einer Krebserkrankung steht, wer all die schlaflosen Nächte, die Behandlungen und Schmerzen vor sich hat, hat häufig auch noch alle Chancen vor sich. Wie die Sache ausgeht, ist ungewiss. Je mehr Zeit vergeht, umso größer wird die Gewissheit über deren Ausgang. Die Dauer dieser Zeitspanne ist variabel. Es gibt Krebsformen, die man nach zwei oder drei Jahren als so gut wie geheilt betrachten kann. Es gibt solche, die auch nach zehn oder zwanzig Jahren noch Risiken bergen.

Schwierig wird die Situation, wenn der Krebs nach einer Phase der intensiven und zunächst scheinbar erfolgreichen Behandlung irgendwo wieder auftritt. Als sogenanntes Rezidiv. In dieser Phase ist die Behandlung nicht selten zu einem tatsächlichen Krieg gegen den Krebs geworden: mit hohem Einsatz, hohen Opfern und großen Verlusten. Und dieses Gefühl: Ich kämpfe und lebe im Krieg, beeinträchtigt nicht selten die Urteilsfähigkeit. Die wenigsten Menschen können in dieser Situation eine nüchterne Bilanz aufmachen: Was habe ich investiert, was habe ich gewonnen, was kann ich noch gewinnen und wie viel muss ich dafür investieren? Der Kampf ist zum Selbstzweck geworden, und aufzugeben wäre Verrat.

Ein Mensch im Kampf gegen den Krebs rutscht, ohne es zu bemerken, häufig in eine Art Unmündigkeit hinein. Er tut das, was medizinisch machbar ist. Ohne zu fragen, ob es auch sinnvoll ist. Und eine Mitschuld daran trägt die Art, wie wir von Krebs sprechen. Es kann in dieser Lage durchaus sinnvoll sein, erst einmal das eigene, bevorstehende Ende zu akzeptieren und den Krebs eben nicht als den Feind zu betrachten, der um jeden Preis bekämpft werden muss. Sondern als eine Krankheit, die, wie viele andere Krankheiten auch, ihre erheblichen Risiken beinhaltet, aber auch Raum bietet für Behandlungsmöglichkeiten. Deren Auswahl aber vor dem Hintergrund der tatsächlichen Chancen erfolgen sollte.

Am 30. Juni 2006 stirbt mit 68 Jahren ein Universalgenie, der Zeichner, Maler, Schriftsteller und Dichter Robert Gernhardt, an Darmkrebs. Er hat die Phasen seiner Behandlung, seiner Hoffnungen und seiner Ängste und sein Sterben in beeindruckende und dabei doch leichtfüßige und distanziert-humorvolle Gedichte gebracht. Auch wenn es natürlich unmöglich sein dürfte, in die Seele dieses Menschen zu blicken, so lassen diese Gedichte doch eine beneidenswert gefestigte Größe im Erleiden von Krankheit erkennen. Jenseits von Kampf und Krieg und Sieg und Niederlage.

Finger weg

Nach dem Befund: »'s liegt Darmkrebs vor«
leckt keiner sich die Finger.
Auch Lebermetastasen sind
nicht gerad der Riesenbringer.

Mein Freund, wenn du die beiden triffst,
dann such nicht gleich das Weite.
Komm ihnen auch nicht allzu nah.
Wechsle die Straßenseite.

Doch meistens treffen sie ja dich.
Dann wird zu dritt geschritten:
Primärkrebs links, Zweittumor rechts,
das Schlachtkind in der Mitten.[1]

ANGST

Es ist 3.00 Uhr nachts. Gerade habe ich mich wieder ins Bett gelegt. In dem spartanisch eingerichteten Dienstzimmer, das die Kassenärztliche Vereinigung Braunschweig den Ärzten zur Verfügung stellt, die Nachtdienst haben. Das Telefon klingelt. »Ja, Herr Doktor, ehe Sie sich wieder hinlegen. Da ist noch ein Hausbesuch«, sagt mir die Mitarbeiterin, die vorne am Telefon sitzt. »Bluthochdruck.«

Also stehe ich wieder auf, ziehe mich an und gehe nach vorn. Auch der Taxifahrer ist schon da, oder noch.

Eine Frau, Frau Lodyga, 77 Jahre, hat einen Blutdruck von 191/113 mmHg. Seit die Menschen alle automatische Blutdruckgeräte haben, bekommt man immer sehr präzise Werte durchgesagt. Und ich soll deshalb jetzt, nachts um drei Uhr, einen Hausbesuch

1 Robert Gernhardt: Finger weg. Aus: Ders.: Gesammelte Gedichte 1954–2006. © S. Fischer Verlag GmbH, Frankfurt am Main 2008.

machen. Nun, die Frau ist alt, wahrscheinlich allein, sie macht sich Sorgen. Da muss ich wohl hinfahren. Zum Glück ist es nicht weit. Nach einer Viertelstunde klingele ich und eine alte Dame in Nachthemd und Morgenrock öffnet mir. »Ach, Herr Doktor, gut, dass Sie kommen. Sie sind meine Rettung.« Dabei schaut sie mich fragend an. »Sie waren doch schon mal hier?« Auch ich erkenne den Flur wieder, dann die Stube, in die wir jetzt gekommen sind. »Ja, ja, ich glaube auch, ich war schon mal bei Ihnen.«

»Ach, es ist immer das Gleiche. Mein Blutdruck spielt verrückt.«

»Na, wie ist er denn, Ihr Blutdruck?«

Wir setzen uns hin. Sie sich auf das Sofa, ich mich auf einen kleinen Schemel an den Couchtisch. Ich mustere kurz, was da alles draufsteht, sehr ordentlich aufgereiht. Hatte wahrscheinlich die Arzthelferin, die das Telefon vorhin bedient hatte, so gesagt: Stellen Sie alles hin, was Sie einnehmen.

Blopress plus, Metoprolol 50, außerdem Ramipril und eine Packung Lorzaar. Also: ein sogenanntes Sartan, kombiniert mit einem Diuretikum, einen Betablocker, einen ACE-Hemmer und noch ein Sartan. Außerdem: Simvastatin, ein Zehneuroschein und die Chipkarte der Krankenkasse. »Nehmen Sie das alles?«

Nein, das alles nimmt sie nicht, den ACE-Hemmer hatte sie nicht vertragen. Und das Lorzaar hatte sie früher genommen, jetzt nimmt sie stattdessen Blopress plus. Aber vorhin hatte sie, weil der Blutdruck so hoch war, ausnahmsweise noch einmal Lorzaar genommen. »Die waren eigentlich am besten«, sagt sie mir. »Aber warum wurden Sie dann auf diese hier umgestellt?«, frage ich und halte die Blopress plus in der Hand. »Ach, der Blutdruck war immer so hoch.«

Ich schaue sie etwas ratlos an, aber es ist drei Uhr nachts und ich will das alles jetzt nicht vertiefen.

»Ja und heute, was haben Sie für Kummer?«

Mit nervösen Bewegungen hält sie mir einen Zettel hin, streicht ihn mehrfach glatt und nestelt daran herum. Außerdem hat sie jetzt das Blutdruckgerät in der Hand, ein kleines, automatisches Gerät, das den Blutdruck am Handgelenk misst. »Ich weiß auch nicht, wie das kommt. Der Blutdruck ist schon wieder so hoch.« Auf dem Papier hat sie ordentlich die Blutdruckwerte notiert. Es beginnt mit 168/107 mmHg, dann 173/109 mmHg, 143/123 mmHg, 168/110 mmHg, 182/105 mmHg und dann zuletzt 191/113 mmHg.

»Wann haben Sie denn angefangen zu messen?«

»So vor einer Stunde, vor einer Stunde oder vor zwei Stunden.«

»Und warum messen Sie nachts um eins den Blutdruck?«
Sie schaut mich etwas ratlos an. »Aber ich kann doch gar nicht schlafen mit so einem Blutdruck.«

Ich nicke. »Was macht Ihnen jetzt solche Sorgen?«
»Ich habe Angst, wenn der Blutdruck so hoch ist. Ich habe so Angst vor Schlaganfall.«

Schlaganfall. Das ist das Problem von Frau Lodyga. Sie ist eine einfach strukturierte Frau. Aber das weiß sie: Bluthochdruck verursacht Schlaganfall. Und natürlich kennt sie aus ihrem Bekanntenkreis Menschen, die einen Schlaganfall gehabt haben und sie weiß, was das bedeutet. Und darum hat sie Angst.

Die Liste mit den ansteigenden Blutdruckwerten über zwei Stunden ist ein Dokument dieser Angst. Was Frau Lodyga nicht weiß, und was man ihr auch nicht wird vermitteln können, ist Folgendes: Ein Blutdruck von 168/107 mmHg, nachts um eins gemessen, ist nichts Schlimmes. Man kann den Wert tagsüber kontrollieren und nötigenfalls in den nächsten Tagen zum Hausarzt gehen. Sie wird wahrscheinlich auch nicht verstehen, dass ihre Aufregung über den Blutdruck eben diesen schrittweise in die Höhe gebracht hat. Die Kontrolle des Problemes war im Wesentlichen dessen Ursache. Und Frau Lodyga würde schon gar nicht verstehen, wenn ich ihr sagte: »So, jetzt hören Sie schön auf zu messen, legen sich ins Bett und entspannen sich erst mal. Behandeln muss man das nicht.« Nein, das würde sie nicht begreifen. Überall hört man und liest man, wie gefährlich ein hoher Blutdruck ist, sie muss die vielen Tabletten nehmen, muss nachts um drei Uhr den Notarzt rufen und der tut gar nichts. Weil ich weiß, was Frau Lodyga denkt und was sie von mir erwartet, erfülle ich ihre Erwartungen. Ich messe selbst noch einmal, gebe ihr dann etwas Nitrospray, fülle die Formulare aus, lese ihre Chipkarte in mein Taschenlesegerät ein und nehme die zehn Euro Notdienstgebühr und messe dann noch einmal.

»Das sieht doch schon viel besser aus. 153/98. Sehen Sie? Aber jetzt: nicht mehr messen, gehen Sie am besten gleich ins Bett.«
Ich verabschiede mich. Für diese Nacht habe ich Frau Lodyga geholfen. Aber die Angst wird bleiben, die Angst vor dem Bluthochdruck und dem Schlaganfall.

Frau Lodyga ist 77 Jahre alt. Sie ist seit über zwanzig Jahren verwitwet. Ihr Mann ist an Magenkrebs gestorben. Frau Lodyga hat zwei Kinder, die beide gesund sind. Sie selbst war während ihres langen Lebens selten krank: die üblichen Kinderkrankheiten, einmal ein gebrochenes Handgelenk. Der erste Krankenhausaufenthalt war mit Mitte fünfzig, eine »Total-Operation«, eine Unterleibsoperation. Dann war irgendwann einmal vor einigen Jahren der hohe Blutdruck festgestellt worden. Außerdem ein etwas erhöhtes Cholesterin und ein leichter Alterszucker. Mit dem Cholesterin und dem Alterszucker kommt sie ganz gut zurecht. Sie nimmt ihre Tabletten, und wenn die Werte beim Hausarzt kontrolliert werden, sind sie gut. Aber der Blutdruck, der macht ihr zu schaffen. Immer wieder spielt er verrückt, wie sie meint. Mit Werten um 160, manchmal auch bis 180 mmHg. Selten zwar, aber sie hat Angst davor.

Frau Lodyga lebt in einer Umgebung, die ohne Zweifel die sicherste ist, in der Menschen je gelebt haben. Zu keinem Zeitpunkt der Menschheitsgeschichte hatten Menschen eine derartig hohe Lebenserwartung und zu keinem Zeitpunkt hatte eine 77-jährige Frau eine derart hohe Chance, noch neunzig Jahre und älter zu werden. Und doch macht sie sich Sorgen um die Zukunft.

Seit wann haben Menschen überhaupt Angst vor Krankheit? Die Frage dürfte genauso schwierig zu beantworten sein wie die, seit wann Menschen überhaupt Krankheiten empfunden haben. Höchstwahrscheinlich ist das Phänomen Krankheit, so wie wir es heute verstehen, in der Menschheitsgeschichte noch nicht alt.

SATT UND VERSEUCHT Seit es Menschen gibt, sind sie von Krankheiten, Unfällen, Hunger, Kälte, Gewalt und Tod bedroht. Und die Entwicklung der menschlichen Zivilisation ist nicht zuletzt Ausdruck des Kampfes gegen diese Bedrohungen.

Wir haben relativ deutliche Vorstellungen davon, wie unsere Vorfahren vor 30000 Jahren gelebt haben. Als Nomaden, Jäger und Sammler. Aber wir wissen sehr wenig über ihre Krankheiten und überhaupt nichts über ihre Vorstellungen von Krankheit und Tod. Aber wir wissen: In der Frühzeit waren die tödlichen Bedrohungen der späteren Jahrtausende, die Seuchen, noch unbekannt. Aus einfachen Gründen: Die Bevölkerungsdichte war so gering, dass sich Seuchen gar nicht ausbreiten konnten und die Menschen lebten nomadisch und damit in immer neuer, unverschmutzter Umgebung. Und sie hatten keine Haustiere. Wir vermuten: Es waren in gewisser Hinsicht recht gesunde Menschen. Aber sie waren anderen Bedrohungen ausgesetzt: Der Hitze und der Kälte, dem Hunger und dem Durst, den Gefahren der Jagd, den Kämpfen mit rivalisierenden Gruppen. Und die Frauen trugen das Risiko des Kinderkriegens.

Und irgendwann passierte es dann: Die Bevölkerung wuchs, die Nahrung wurde knapper, die Menschen lernten und entwickelten schließlich ein äußerst wirksames Mittel gegen Hunger und Kälte und die Gefahren der Jagd: Sie ließen sich nieder und begannen mit Ackerbau und Viehzucht. Das war vor etwa 12 000 Jahren, und zwar zunächst im Bereich des heutigen Irak, Palästina, Ägypten. Das bogenförmige Band, das als der fruchtbare Halbmond bekannt ist. Und damit begann das, was für die nächsten Jahrtausende die Menschen in Angst und Schrecken versetzen sollte und es heute noch tut. Wir holten uns zahlreiche Krankheiten.

Die Sesshaftigkeit brachte schlagartig mehrere Gefahren für die Gesundheit mit sich. Die Menschen begannen, inmitten von Fäkalien, Schmutz und Abfällen zu leben, auf engstem Raume zusammen mit allerhand Tieren, die nicht nur selbst wiederum Fäkalien produzierten, sondern obendrein Reservoirs zahlreicher Keime waren, die bis dahin unbekannte Krankheiten hervorriefen.

Krankheiten, die sich in den neu entstandenen Ballungsgebieten rasend schnell ausbreiten konnten. Und nicht selten wurde auch die Qualität der Nahrung schlechter. Die Nahrung wurde höherkalorisch, dabei aber vitaminarm, proteinarm und mineralarm.

Der Mensch hat vor 12 000 Jahren ein Tauschgeschäft vorgenommen, von dem ich nicht sagen könnte, ob es gut war oder schlecht: Er hat die Gefahren und Unbequemlichkeiten des Wanderlebens, Hunger, Durst und Kälte eingetauscht gegen Nahrung, eine wirksame Vorratshaltung, warme Behausung und – Krankheiten. Die Geschichte der Krankheiten, die uns heute noch das Leben schwermachen, begann erst vor 12 000 Jahren. Zigtausend Jahre, nachdem der Homo sapiens begonnen hatte, sich auf dem Erdball auszubreiten. Krankheit ist, wie wir sie heute kennen, ein überwiegend junges Phänomen.

DIE GESCHICHTE DER PANDORA Eine Erinnerung an die alten Zeiten, vielleicht ist es auch nur eine Sehnsucht nach einem besseren Zustand, ist in den meisten Völkern bewahrt. Im jüdischen Gedankenleben mit der Vorstellung des Paradieses, aus dem der Mensch irgendwann vertrieben wurde in die Welt der Krankheit und des Schmerzes. Interessanterweise, wie man weiß, verschuldet durch eine Frau. Und die Griechen haben die schöne Geschichte der Pandora. Auch wieder eine Frau. Zumindest fast eine Frau. Ihre Geschichte ist eine der typischen Götter- und Menschengeschichten, erzählt in vielen Varianten, voller Streit und Eifersucht und Liebe und Strafe und viel allgemeiner Wahrheit. Vereinfacht erzählt geht sie so: Irgendwann in grauer Vorzeit haben die Götter die Tiere und die Menschen geschaffen. Und zwar nur die Männer. Prometheus und Epimetheus fiel die Aufgabe zu, die verschiedenen Fähigkeiten zu verteilen. Und Epimetheus fing bei den Tieren an und war zu verschwenderisch. Für die Menschen blieb nichts übrig. Um sie nicht schutzlos zu lassen, stahl Prometheus von Zeus das Feuer und gab es ihnen. Die Menschen konnten leben, aber Prometheus wurde für diesen Frevel bestraft. Bekanntermaßen wurde er am Gipfel des Kaukasus in Ketten geschlagen, und ein Adler hackte ihm am Tag die Leber aus dem Leibe, die dann in jeder Nacht wieder nachwuchs. Und auch die Menschen wurden bestraft. Durch die Gestalt der Pandora. Zeus ließ durch den göttlichen Handwerker Hephaistos ein wunderschönes Mädchen herstellen, eben Pandora. Athene schmückte sie und Aphrodite stattete sie mit betörendem Liebreiz aus. Der Götterbote Hermes aber flößte ihr auf Weisung von Zeus Schamlosigkeit und Betrügerei ein. Und Zeus gab ihr ein geheimnisvolles Gefäß mit. So ausgestattet brachte Hermes sie zu den Menschen. Hier hob Pandora den Deckel ihres Gefäßes und heraus kam alles Üble, Sorge, Not und Krankheit. Nur die Hoffnung blieb darin. Prometheus war so mittelbar die Ursache der Krankheit geworden. Aber interessanterweise ist auch überliefert, dass er den Menschen neben anderen Fähigkeiten auch die Heilkunde gebracht hat. Immerhin.

Und Prometheus, was wurde aus ihm? Er wurde schließlich befreit durch Herakles. Aber das ist eine andere Geschichte.

Mit der Entstehung der Zivilisationen wurde die Angst ein fester Bestandteil des gemeinsamen und individuellen Lebens. Und das Priestertum und die Medizin wurden die Instrumente, um die Angst in den Griff zu bekommen. Mit sehr wechselhaftem Erfolg in der Geschichte der zivilisierten Menschheit. Beide, Priestertum und Medizin, waren nicht nur die Quelle von Trost und Hilfe, sondern ebenso und vielleicht noch viel mehr Ursache von Kummer und Sorge.

Die Sesshaftigkeit war der Anfang. Die Stadtstaaten in Mesopotamien, Assyrien, Ägypten, später in Griechenland und dann die großen Staatengebilde des Altertums und der Jetztzeit waren die Folge. Und die Probleme hielten sich lange: bis zum Anfang des 20. Jahrhunderts. Es waren im Mittelalter die großen Seuchenzüge der Pest, der Pocken, der Cholera. Und noch 1918 war es die »Spanische Grippe«, die mehr als dreißig Millionen Menschen in Europa das Leben kostete. Mehr als dreimal so viel wie der vorausgegangene Weltkrieg.

Und mit der zunehmenden Industrialisierung schufen die Menschen sich neue Probleme: Die Kinderarbeit, die katastrophalen Arbeitsbedingungen, die grauenhaften Lebensverhältnisse in den rasch wachsenden Großstädten und die endemischen Infektionskrankheiten, die sich in die Bevölkerung hineinfraßen und sie nicht mehr verließen. Die Infektionskrankheiten der Neugeborenenzeit, die Tuberkulose, die Geschlechtskrankheiten, die Lungenentzündungen und die Durchfallerkrankungen. Die Krankheiten blieben präsent und das Sterben blieb tagtägliche Erfahrung. Und die Lebenserwartung blieb niedrig.

Es war das 20. Jahrhundert, das den Menschen in Mitteleuropa dann nach einem zähen, aber vor dem Hintergrund der Menschheitsgeschichte erstaunlich kurzen Kampf die Lebenssicherheit brachte, die wir heute kennen. Die Mittel sind bekannt: Hygiene, Seuchenbekämpfung, Nahrung, Wohnraum, Arbeitssicherheit, Wohlstand und schließlich auch die Medizin im engeren Sinne. Wir lernten zu operieren, Infektionskrankheiten antibiotisch zu behandeln und es gelang, Mittel und Wege zu finden, mit Herzschwäche und Zuckerkrankheit zu leben. Aber fühlen wir die Sicherheit?

KRANKHEIT UND RISIKO Die meisten Menschen heute erleben Krankheit während der ersten Jahrzehnte ihres Lebens als oft unangenehme, unter Umständen auch dramatische Episode, die aber ärztlicher Kunst zugänglich ist. Der Schnupfen heilt ab, die eitrige Mandelentzündung wird mit Antibiotika behandelt und die früher tödliche Blinddarmentzündung wird operiert. Und nach zehn Tagen sind wir wieder die Alten. In den gesunden Tagen und oft auch während der Krankheit machen wir uns heute nicht mehr klar, wie groß das Maß an Sicherheit ist, das uns die Medizin der letzten 150 Jahre beschert hat. Das war vor fünfzig Jahren noch anders. Damals erinnerten sich die Menschen noch, wie es ohne Penicillin war, wie die Tuberkulose gewütet hat und wie die Menschen an heute unproblematischen Operationen gestorben sind. Es war die Zeit der großartigen Entdeckungen in der Medizin, die Zeit des Insulins und der Herztransplantationen.

Über Jahrtausende, bis ins erste Drittel des vorigen Jahrhunderts, begegnete uns Krankheit nur als spürbare Einschränkung unserer Gesundheit. In dem Maße, in dem die akuten Krankheiten besser behandelbar wurden und die Lebenserwartung stieg, begannen neue Krankheiten zu dominieren. Krankheiten, die gar nicht spürbar sind, deren Bedeutung uns aber permanent durch Ärzte, Medien und den Zeitgeist klargemacht wird: Übergewicht, Fehlernährung und Bewegungsmangel, erhöhte Blutfettwerte, Alterszucker und eben auch der Bluthochdruck. Wie bei Frau Lodyga.

Aber sind das eigentlich alles Krankheiten? Ist Bewegungsmangel eine Krankheit? Oder Fehlernährung? Sind Hamburger und Pommes eine Krankheit? Im Gefühl vieler Menschen schon: Sport ist gesund, sagen sie. Aber ist unsportlich krank? Obst und Gemüse sind auch gesund. Aber ist der Schokoriegel, den ich esse, krank? Im Oktober 2008 las ich in *Bild der Wissenschaft* eine interessante Notiz: Ein Versicherter hatte bei Abschluss seiner Lebensversicherung nicht sein Übergewicht als Krankheit angegeben, und die Versicherung wollte jetzt den Vertrag für ungültig erklären. Interessanterweise bekam der Mann vor Gericht Recht. Sein Übergewicht wurde nicht als Krankheit bewertet.

Das Übergewicht, der Bewegungsmangel, der Blutdruck: Das sind natürlich alles keine Krankheiten. Es sind Risikofaktoren.

Ein fundamentaler Fehler im Bewusstsein vieler Menschen ist die Gleichsetzung von Krankheit und Risiko. Und auch daran ist natürlich die Medizin nicht ganz unschuldig. Zurückhaltend formuliert.

Sehen wir uns jetzt noch einmal Frau Lodyga an, mit ihrem Bluthochdruck. Ist sie vielleicht gar nicht krank? Schwer zu sagen. Natürlich gibt es in der Internationalen Klassifikation von Krankheiten (ICD) durchaus die Diagnose Hypertonus, Bluthochdruck. Aber: Wenn man sich die neuen Leitlinien und Empfehlungen der Deutschen Hochdruckliga anschaut, so wird darin der Begriff Hypertonus immer mehr relativiert.

Was wir heute tun, ist Folgendes: Wir stellen den Blutdruck bei einem Menschen fest und beurteilen ihn dann im Kontext seiner Gesamtheit: Wie alt ist der Betreffende? Wieviel wiegt er? Handelt es sich um einen Mann oder eine Frau? Liegt eine Zuckerkrankheit vor? Ein hoher Cholesterinwert oder eine Nierenerkrankung? Und dann entscheiden wir, welcher Blutdruck für diese Person angestrebt werden sollte. Das klingt einleuchtend und ist natürlich auch sinnvoll im Hinblick auf eine individualisierte Behandlung, birgt aber auch Risiken. Denn: Einen unschädlichen Blutdruck gibt es praktisch nicht. Stellen wir uns ein Auto vor. Wenn wir es ständig mit Vollgas fahren, geht der Motor eher kaputt, als wenn wir uns moderat mit 120 km/h bewegen. Aber ohne Zweifel: Noch länger lebt das Ding, wenn wir gleichmäßig im vierten Gang bei Tempo 70 über die Landstraße rollen.

Nicht anders ist es mit dem Herzen. Es geht eher kaputt bei einem Blutdruck von 190 als bei einem von 140. Aber günstiger, das ist problemlos nachweisbar, ist ein Blutdruck von 120.

Nun ist es so: Wenn wir anfangen, mit 70 durch die Gegend zu fahren, kriegen wir Probleme mit den anderen Verkehrsteilnehmern. Deshalb fahren wir zwar nicht Vollgas, aber mit 100 oder 130. Das ist ein Kompromiss. Und so ist es auch mit dem Blutdruck. Die Zielvorgabe, wo wir mit dem Blutdruck liegen sollten, ist immer ein Kompromiss.

Vom gesundheitlich gewünschten Idealwert von 120 sind die meisten Menschen mehr oder weniger weit entfernt. Wir nehmen deshalb den gemessenen Blutdruckwert und ordnen ihn in das übrige Risikoprofil ein, um dann eine Empfehlung auszusprechen. Diese Empfehlung ist dann willkürlich. Und das ist der Haken. Wir können im Grunde jedem mit einem Blutdruck über 120 sagen: Das ist ein Risikofaktor. Aber ob wir behandeln oder nicht, hängt von der berühmten number needed to treat ab: Wie viele Leute müssen mit Blutdruckmitteln behandelt werden, damit einer profitiert? Bei kardiologischen Fragestellungen liegt die Zahl bei 200. Ein bestimmter Zielwert für den Blutdruck ist dann gerechtfertigt und wird empfohlen, wenn ein Patient von 200 Behandelten der

Behandlung innerhalb eines Jahres sein Leben verdankt oder zumindest seine Gesundheit.

Aber natürlich ist diese Zahl beliebig. Wenn wir in der Zukunft vielleicht einmal eine Lebenserwartung von 86 Jahren haben werden und beschließen, diese auf 87 zu erhöhen, kann das auch heißen: Wir behandeln schon Leute mit einem Blutdruck von 125, erhöhen damit die number needed to treat auf 400 und gewinnen ein Jahr an Lebenserwartung. Schon irritierend.

Noch unangenehmer aber ist etwas anderes. Wir erklären unseren Patienten diesen Sachverhalt nicht. Wir verschweigen ihn. Wir sagen: Ihr Blutdruck ist zu hoch und muss behandelt werden. Und wir machen damit Angst. Wie bei Frau Lodyga. Wir haben in den letzten zwanzig bis dreißig Jahren systematisch durch die Identifizierung und Popularisierung von Risikofaktoren Angst unter die Menschen gebracht – Menschen, die eigentlich gerade in den Genuss all der Vorteile und Sicherheiten der Hochleistungsmedizin kommen wollten.

DIE NEUE ANGST Im Jahre 2007 erklärte die Deutsche Herzstiftung die Woche zwischen dem 11. und 17. November zur Herzwoche und brachte auf Reklametafeln große Todesanzeigen. Sie klangen so:

In tiefer Trauer

nehmen wir Abschied von

unserem geliebten Mann, unserem Vater, Bruder und Freund

Zacharias Zauderlich

Es sah alles nach Herzinfarkt aus.

Doch er hatte Angst vor falschem Alarm

und wartete ab.

Nun hat alles Warten ein Ende.

Ruhe sanft. Deine Familie.

Deine Freunde

Vordergründiges Ziel der Aktion war es, die Bevölkerung über die Notwendigkeit zu informieren, bei Herzschmerzen prompt den Notarzt zu rufen.

Man kann über den Sinn solcher Maßnahmen sicherlich geteilter Meinung sein. Und mehr noch über die seltsame Albernheit des Textes. Eines steht jedoch fest: Auch mit so etwas wird Angst in die Bevölkerung getragen. Überflüssige Angst.

Am 9. April 2008 erschien in der *Braunschweiger Zeitung* ein mehrteiliger, umfangreicher Artikel zum Thema Krebsvorsorge. Der Leser und die Leserin wurden darin über die Möglichkeiten der Krebsvorsorge im Allgemeinen und natürlich über die Angebote in Braunschweig informiert. Es kamen auch die Chefärzte der Kliniken zu Wort, die natürlich auf die Vorsorgemöglichkeiten im jeweiligen Fachgebiet hinwiesen. Gastroenterologen, Urologen, Strahlentherapeuten und Hämato-Onkologen – also Krebsspezialisten – wiesen auf die Bedeutung ihrer jeweiligen Vorsorgeangebote hin. Natürlich wurde auch das Thema Brustkrebs behandelt und die Möglichkeit, eine Vorsorgeuntersuchung, eine Mammografie durchführen zu lassen. Wie immer bei solchen Artikeln und Interviews wurde auf die überragende Bedeutung und die Notwendigkeit dieser Untersuchungen hingewiesen. Und dabei fiel dann im Hinblick auf die Brustkrebsfrüherkennung auch ein Satz, der in aller Kürze die Problematik solcher bestimmt gut gemeinter Aufklärungsartikel beinhaltet: »Es wäre völlig falsch, sich [als Frau] in jüngeren Jahren in Sicherheit zu wiegen.«

Warum wird so etwas gesagt? Und: Stimmt die Aussage überhaupt? Soll sich tatsächlich keine Frau sicher fühlen? Kann sich keine Frau sicher fühlen? Ich glaube: Eine vierzigjährige Frau, die noch eine Lebenserwartung von mehr als vierzig Jahren hat, kann sich sicher fühlen. Und sie soll das auch tun. Ihre Chance, noch viele gute Jahre zu leben, ist erheblich größer als das Risiko, verfrüht Lebensqualität einzubüßen oder zu sterben. Und außerdem: Kann eine Frau, die zur Vorsorgeuntersuchung geht, sich denn sicher fühlen? Wenn wir uns die nüchternen Zahlen anschauen: So furchtbar viel tragen Vorsorgeuntersuchungen zur Sicherheit nicht bei. Insbesondere die Mammografie, das haben wir ja schon kritisch durchgerechnet, ist noch weit davon entfernt, die Erwartungen zu erfüllen, die sie in der Bevölkerung weckt.

Kann man das sicherlich gut gemeinte Ziel, Menschen dazu zu bewegen, sich aktiv für ihre Gesundheit einzusetzen, auch anders formulieren? Man kann. Aber ist das auch gewollt? Oder ist es tatsächlich ein gewollter Effekt, Angst unter die Menschen zu bringen? Ist das auch eine Funktion der modernen Medizin? Eine Frage, die zumindest überlegt werden sollte.

VIEL ANGST MACHEN Eine kurze Zeit meiner medizinischen Ausbildung habe ich in der Radiologie zugebracht, in der Röntgenabteilung. Zu meinen Aufgaben gehörte auch die Beurteilung der

zahlreichen Thoraxaufnahmen, also der Röntgenbilder des Brust-
korbs mit Herz und Lunge. Praktisch jeder Patient, der stationär in
ein Krankenhaus aufgenommen wird, bekommt solch eine Tho-
raxaufnahme. Und diese Bilder sind gar nicht so einfach zu inter-
pretieren. Denn: Die zahllosen Einzelheiten eines dreidimensio-
nalen Körpers werden auf eine zweidimensionale Fläche projiziert.
Durch die Überlagerungen kommt es zu grafischen Strukturen,
die mit der tatsächlichen Anatomie unter Umständen nur noch
wenig gemeinsam haben. Grob krankhafte Veränderungen erkennt
man. Aber ein Anfänger hat große Schwierigkeiten zu sagen: An
diesem Bild ist alles in Ordnung. Meine uneingeschränkte Bewun-
derung galt damals einem Oberarzt, der in kürzester Zeit ein Bild
optisch abtasten konnte, um dann zu sagen: Okay. Weiter.

Aber auch er stieß manchmal an seine Grenzen. Und an diesen
Grenzen lernte ich dann einen Kernsatz nicht nur der radiologi-
schen Diagnostik kennen, sondern der gesamten Medizin. Manchmal nämlich sah man irgendetwas auf diesen Bildern, das man
wirklich nicht einordnen konnte. Richtig krank sah es nicht aus,
aber richtig gesund auch nicht. Und so wurde das dann auch
beschrieben: Da stimmt was nicht, aber was es ist, wissen wir
nicht. Höchstwahrscheinlich nur ein Projektionseffekt, ein sogenanntes Artefakt, nichts von Bedeutung. Kann aber auch Krebs
sein. Und der Kernsatz, den ich mir gemerkt habe? Viel Angst
machen, alles offen lassen.

AUSSCHLUSSDIAGNOSTIK Frau Berndt ist 51 Jahre alt. Sie kommt
in meine Praxis, weil sie immer wieder Beschwerden im Bauch hat:
»Das ist so ein Ziehen, mehr ein Druck. Also, das tut richtig weh.«

»Wo spüren Sie denn den Druck?«

Sie legt die Handfläche etwas unbestimmt auf den rechten
Oberbauch, unterhalb des Rippenbogens. »Hier so.«

Gallensteine?, denke ich.

»Aber manchmal auch hier, als ob da etwas sitzt.« Jetzt legt sie
die Hand unter den linken Rippenbogen.

Wohl doch keine Gallensteine.

»Ach, ich weiß es auch nicht immer. Vielleicht kommt es ja
auch vom Rücken. Ich bin inzwischen völlig verzweifelt.«

Nun gut, das muss jetzt mal strukturiert werden. »Wie lange
geht das denn schon?«

»Ach, schon lange, schon voriges Jahr, im Sommer. Da hatte ich

Magen-Darm. Ich weiß nicht, besteht da ein Zusammenhang? Aber das kommt ja immer wieder. Und dann auch der Durchfall.« Nach einer kurzen Pause, in der ich mich gerade sammeln will, um erneut etwas Ordnung in die Beschwerden zu bringen: »Vielleicht ist das ja auch Krebs? Eine Bekannte hatte das auch. Die lief von Arzt zu Arzt. Bis dann endlich jemand herausgefunden hat, dass es Bauchspeicheldrüsenkrebs war.«

Ich beschließe, die Gesprächsführung konsequent zu übernehmen, frage nach Appetit, Stuhlgang, Gewicht, Temperatur, Nachtschweiß und dann eisern die verschiedenen Problemgruppen ab, die Frau Berndt erwähnt hat. Das Ergebnis ist, kurz gefasst, Folgendes: Seit einem Jahr schmerzt es im Bauch. Überwiegend rechts unter dem Rippenbogen, aber auch links und im Unterbauch. Keine Übelkeit, kein Erbrechen, der Stuhlgang ist etwas unregelmäßig, manchmal verstopft, manchmal auch etwas weich, das Gewicht ist konstant.

Das alles ist schon mehrfach untersucht worden. Vom Hausarzt und auch von anderen. Man hatte Blutwerte untersucht, eine Ultraschalluntersuchung gemacht, eine Magenspiegelung durchgeführt, eine Darmspiegelung. Es wurde nichts gefunden, was die Beschwerden erklärt hätte. Ich versuche, Frau Berndt zu verstehen. »Was ist denn das Unangenehme an der Sache? Der Schmerz oder eher die Frage: Wo kommt das eigentlich her, was steckt dahinter?«

Sie sieht mich kurz an, nachdenklich. »Natürlich mache ich mir Sorgen, ob das was Schlimmes ist.«

»Was wäre denn was Schlimmes?«

»Na ja, Krebs.«

Ich habe dann noch ein langes Gespräch mit Frau Berndt. Über Krebs, die bisherigen diagnostischen Bemühungen und das verbleibende Risiko, dass doch noch etwas übersehen worden ist. Sie kommt noch einmal auf ihre Bekannte zurück, die an Bauchspeicheldrüsenkrebs erkrankt und schließlich verstorben war. Und fragt, ob nicht doch ein Computertomogramm des Bauches gemacht werden sollte, ein CT. Und ich schicke sie hin, zum CT. Das CT: Ein erfahrener Kollege hat mir während meiner frühen Assistenzarztzeit das CT erklärt. Die internistische Bankrotterklärung. Wenn alles gemacht wurde und zu nichts geführt hat, dann kommt eben das CT. Auch wenn bei ungezielten Fragestellungen meistens nichts herauskommt. Und bei Frau Berndt ist dann auch alles in Ordnung. Ein Krebs als Ursache der Beschwerden ist jetzt mit hoher Wahrscheinlichkeit ausgeschlossen. Ausschlussdiagnostik. Was ist das? Was ist überhaupt eine Diagnose?

Wir haben uns heute daran gewöhnt, Diagnose und Krankheit gleichzusetzen:»Welches ist die Diagnose?«»Bronchitis.« Das ist nicht ganz korrekt. Ursprünglich, im Altertum, beschrieb der Begriff Diagnose einen Prozess. Nämlich die Natur einer Sache zu erkennen, zu definieren und zu benennen. Wenn wir die Natur einer Krankheit erkennen, so beinhaltet das auch: Die Erkenntnis der Ursache (Ätiologie), die Erkenntnis der krankhaften Veränderungen (Pathologie), die Erkenntnis, wie es dazu kam (Pathogenese). Und natürlich betrifft die Erkenntnis dann auch den erwarteten Verlauf (Prognose) und die Beurteilung der Behandlungsnotwendigkeit.

Dieses Erkennen von Krankheiten im engen Sinne ist überwiegend eine Errungenschaft des späten 19. Jahrhunderts, als explosionsartig die Naturwissenschaften bis dahin völlig unbekannte Einsichten erbrachten. Insbesondere bei den Infektionskrankheiten, aber auch beim Verstehen pathophysiologischer Prozesse. Und so kam es zu einer gewissen Begriffsvermischung, die bis heute anhält und wohl auch bleiben wird: die Gleichsetzung von Diagnose und Krankheit. Die alten Ärzte haben definierte Krankheiten gar nicht festgestellt. Sie haben sie auch gar nicht feststellen können und es wohl auch nicht gewollt, sondern sie haben eine Gesamtsicht des Krankheitsbildes zu erfassen versucht und diesen Prozess Diagnose genannt.

Diagnostik im 21. Jahrhundert umfasst zum größten Teil etwas völlig anderes. Wir versuchen nicht, ein Krankheitsbild zu verstehen, sondern wir wollen mit unseren diagnostischen Maßnahmen nur sichergehen, dass wirklich nichts vorliegt. Wir schließen etwas aus.

Die tägliche medizinische Praxis betrifft heute in zunehmendem Maße Beschwerdebilder, hinter denen sich alles und nichts verbergen kann. Um einmal eine Ahnung davon zu geben, hier eine kurze Liste häufiger Anlässe, einen Arzt aufzusuchen.

Schmerzen: Kopfschmerzen, Brustschmerzen, Bauchschmerzen, Gliederschmerzen, Kreuzschmerzen.

Störungen der Befindlichkeit: Ermüdung, Leistungsminderung, Kraftlosigkeit, Schwindel, Geräuschphänomene.

Störungen der normalen Funktion: Atemnot, Herzklopfen, Schluckbeschwerden, Verdauungsstörungen, Stuhlunregelmäßigkeiten, Probleme beim Wasserlassen.

All diese Beschwerden machen diagnostisches ärztliches Handeln notwendig: die Ausschlussdiagnostik. Hinter Kopfschmerzen kann sich ein Tumor verstecken, hinter Brustschmerzen ein Herzinfarkt, hinter Bauchschmerzen ein Darmkrebs. Ermüdung kann Folge einer Blutarmut sein, Leistungsminderung Folge einer AIDS-Erkrankung, Schwindel Vorbote eines Schlaganfalles. Hinter dem häufigen Herzklopfen kann eine todbringende Rhythmusstörung stehen und hinter Verdauungsproblemen eine Erkrankung der Bauchspeicheldrüse.

Und die Menschen wissen das und bekommen Angst.

SICHERHEIT Wir haben es geschafft, in einer weitgehend sicheren Umgebung zu leben und mit den meisten akuten Krankheiten ganz gut zurechtzukommen. Knochenbrüche heilen, die Blinddarmentzündung wird überlebt, und Gallensteine werden entfernt, wenn sie Schwierigkeiten machen. Das Magengeschwür ist selten geworden und die Lungenentzündung wird antibiotisch behandelt und zur Ausheilung gebracht. Und auch mit den vielen chronischen Krankheiten kommen wir in der Regel gar nicht so schlecht zurecht. Wir stöhnen zwar über unsere Arthrose, unsere Prostata und die Schwerhörigkeit. Aber wir machen uns nicht klar, wie viele von uns fünfzig oder sechzig Jahre alt werden, ohne je mit einer gravierenden Krankheit konfrontiert worden zu sein. Aber statt das alles mit einer gewissen Ruhe und Dankbarkeit zu sehen und die Zeit zu nutzen, uns auf die Krankheiten einzustellen, die uns vielleicht wirklich einmal in Bedrängnis, Lebensgefahr und zu Tode bringen können, schaffen wir uns neue Krankheiten und Sorgen. Und daran ist die Medizin nicht unschuldig, sondern in vieler Hinsicht zweifellos Hauptursache.

Frau Berndt wohnt im Jahre 2010 in einer kleinen Großstadt: in Braunschweig. Braunschweig hat etwa 230000 Einwohner. Es gibt hier ein funktionierendes Abwassersystem, eine Müllabfuhr, ein Gesundheitsamt, eine Gewerbeaufsicht, es gibt Krankenhäuser und Arztpraxen und Apotheken, Pflegeheime und Pflegedienste. Und es gibt Krankenversicherungen, Unfallversicherungen und soziale Einrichtungen. Und Gerichte, an denen wir unsere Ansprüche auf Leistungen aus all diesen Einrichtungen einklagen können, wenn wir glauben, ungenügend versorgt zu werden.

Aber es gibt in unseren Parks und den sogenannten Naherholungsgebieten auch Zecken, die Krankheiten übertragen. Und ein Heizkraftwerk und Stromleitungen. Und Funkanlagen für Mobiltelefonnetze.

Und Feinstaub, Lärm, Frittenbuden, Hamburger und Döner. Und Autoabgase. Und Leute, die auf der Straße und vor Restaurants rauchen. Es gibt Stress. Ist das Leben in der Stadt sicher?

Vor Frau Berndt liegen noch dreißig Jahre Lebenserwartung. Vielleicht werden es mehr sein. Und doch hat Frau Berndt Angst. Warum? Sie lebt in einer sicheren Umwelt. Ihre Wohnung ist sauber und warm. Sie hat genügend zu essen. Ihre Fäkalien verschwinden in der Kanalisation, und die Lebensmittel, die sie kauft, werden gesundheitsamtlich überwacht. Das Krankenhaus, in das sie geht, wenn ihre Gallenblase oder ihr Blinddarm entfernt werden muss, genügt höchsten hygienischen Standards. Es gibt Vorschriften zur Arbeitssicherheit und zu Abgasen. Die behördlichen Maßnahmen zur Gesunderhaltung der Bevölkerung sind fast perfekt.

Und nicht nur die allgemeinen Lebensbedingungen werden besser, sondern der einzelne Mensch rückt immer mehr ins Zentrum ärztlicher Zuwendung. Diese beginnt schon vor der Geburt mit den Schwangerschaftsuntersuchungen und hört bis zu unserem letzten Atemzug nicht mehr auf.

Wir kommen im Krankenhaus zur Welt und erhalten mit dem ersten Schrei auch schon die ersten diagnostischen Maßnahmen. Wir werden geimpft, durchlaufen kinderärztliche Vorsorgeuntersuchungen, die Jugenduntersuchungen und später die Gesundheitsuntersuchungen. Wir lassen unseren Augeninnendruck messen, die Brust mammografieren und die Prostata abtasten, wir sollen unseren Cholesterinspiegel schon mit zwölf Jahren kennen und den Blutzucker ebenso und später den PSA-Wert. Uns wird gesagt, wie viel wir wiegen sollen beziehungsweise wie viel wir nicht wiegen sollen, wie viel wir trinken sollen, was wir essen sollen, wie oft wir zur Toilette gehen müssen und wie viel Sport notwendig ist, weil wir sonst krank werden könnten und sterben müssten. An Diabetes und Darmkrebs, an Herzinfarkt, Schlaganfall und Brustkrebs. Wir sollen aufpassen und auf unseren Körper hören, bei Beschwerden gleich den Arzt aufsuchen und sofort den Rettungswagen rufen, wenn die Brust schmerzt. Weil ein Herzinfarkt dahinterstecken kann. Wir bekommen Ratschläge und Gesundheitstipps, aber auch Empfehlungen, Aufforderungen und Verbote. Und man droht uns: Rauchen tötet. Wer zu dick ist, stirbt zu früh. Wer nicht den Notarzt ruft, erliegt dem Herzinfarkt.

Und man macht uns Angst: Niemand ist sicher vor Krebs. Schlaganfall kann jeden treffen. Hochdruck killt.

Unsere gesamte Lebenswirklichkeit ist Gegenstand ärztlicher medizinischer Aufmerksamkeit. Unsere Welt ist durch und durch medikalisiert. Und so ist die Medizin zu einem krankmachenden Phänomen geworden. Sie hat die Funktion übernommen, die früher Geister und Dämonen hatten, Naturgewalten und der Lauf der Sterne. Sie macht Angst. Angst vor Krankheit, Angst etwas zu versäumen, Angst vor Verlust der Gesundheit. Moderne Medizin heilt und rettet Leben, sie schützt Gesundheit und macht chronische Krankheiten erträgbar. Aber sie macht auch krank.

Ein großer Teil meiner Arbeit als Arzt besteht in der Beschäftigung mit der Angst. Ich überlege mir manchmal, was den Menschen, die bei mir im Wartezimmer sitzen, wohl durch den Kopf geht. Wenn ich bei meiner Zahnärztin bin und warte, denke ich regelmäßig: Hoffentlich hat sie nicht zu viel an meinem Zahnfleisch auszusetzen. Diese Taschenbildungen. Hoffentlich ist keine Füllung fällig. Und ich verstärke deshalb schon einige Wochen vor dem Termin meine Zahnputzbemühungen. Ich spreche hier nur von Zähnen. Oder etwas Parodontose. Was denken wohl die Menschen, die sich Sorgen um ihre Leber machen? Um ihr Herz oder das Blut, das seit einiger Zeit dem Stuhl aufliegt?

Manchmal komme ich auch mit den Menschen, die mich aufsuchen, über die Angst ins Gespräch.

»Ich habe die ganze Nacht nicht geschlafen«, bekomme ich dann gelegentlich zu hören. Nicht selten geht einem Arztbesuch eine monatelange Phase von Angst und Unentschlossenheit voraus. Und gelegentlich sage ich dann den Menschen, die vor mir sitzen, nicht allen, aber manchen, Folgendes:

Ich glaube: Mit vierzig Jahren sollte ein geistig autonomer Mensch einmal mit seinem Leben abgeschlossen haben. Sich sagen: So, das war es jetzt. Wenn ich heute vor meinen Schöpfer treten müsste, könnte ich sagen: Danke, für das, was war. Und dann: Jeden Tag als Geschenk annehmen. Jenseits der Angst.

MAGISCHE MEDIZIN

»Meine Schwester ist eine Hexe«, sagte der Mann am anderen Ende der Telefonleitung. Und er meinte damit nicht, seine Schwester sei vielleicht zickig oder bösartig. Er meinte es wörtlich und ernst. Nach einer Schrecksekunde sagte ich: »Okay. Danke. Ja, entschuldigen Sie bitte noch einmal, dass ich Sie gestört habe.« Und ich legte auf.

Ich arbeitete damals in einer Ambulanz, in der Krebspatienten, bei denen die üblichen und zugelassenen Medikamente nicht mehr geholfen hatten, im Rahmen von Therapiestudien Zugang zu neuen Therapien erhielten. Irgendwann hatte sich in dieser Ambulanz eine Frau vorgestellt. Ich nenne sie jetzt einfach mal Frau Jürgens. Frau Jürgens war 46 Jahre alt. Zwei Jahre zuvor war bei ihr eine chronisch-myeloische Leukämie, abgekürzt CML, festgestellt worden.

Und so hatte ich gefragt: Gibt es Geschwister, die als Knochenmarkspender infrage kommen? »Ja«, sagte sie, »ich habe einen Bruder, der arbeitet in Stuttgart, im Bildungsministerium.« Ich weiß nicht, warum sie mir damals sagte, dass ihr Bruder in einem Ministerium arbeitete, auch noch im Bildungsministerium. Vielleicht, weil sie ahnte, wie das Gespräch mit ihm ausgehen würde. »Aber«, sagte sie weiter, »wir haben keinen Kontakt mehr miteinander.«

Dieser Bruder war die einzige realistische Chance auf eine Heilung. Die Chance war noch nicht einmal sehr groß, aber es gab sie. Ich fragte Frau Jürgens, ob ich ihn anrufen könnte. Ich würde ihm sagen, dass seine Schwester lebensbedrohlich erkrankt sei und ihn fragen, ob er prinzipiell zu einer Knochenmarkspende bereit wäre. Er brauchte dafür nur zu seinem Hausarzt zu einer Blutentnahme zu gehen. Man werde dann untersuchen, ob er als Spender überhaupt geeignet wäre. Das geschieht mit der sogenannten HLA-Typisierung, mit der die genetische Ähnlichkeit (oder auch Unähnlichkeit) zwischen Spender und Empfänger untersucht wird. Frau Jürgens willigte ein, ich könne es versuchen. Aber: »Es ist sinnlos.«

Am nächsten Vormittag rief ich ihn an. Der Verlauf des

Gesprächs war etwa folgender: Ich stellte mich vor, sagte, dass ich Frau Jürgens betreue und sie sehr krank sei. Eine Knochenmarkspende könnte sie retten. Und dann fragte ich, ob er grundsätzlich bereit sei zu einer Knochenmarkspende. Ich kann mich nicht mehr an den genauen Wortlaut des Gesprächs erinnern. Er sagte irgendetwas von zu viel Aufwand und eigentlich eher nicht. Ich antwortete, der Aufwand sei zunächst gering, nur eine Blutentnahme beim Hausarzt. Er müsste gar nicht weit fahren. Bei der Erwähnung der Blutabnahme wurde der Mann dann deutlich. Nein, Blut könne er auf gar keinen Fall abnehmen lassen. Ich beruhigte ihn. Es sei nur sehr wenig, ein kleiner Stich. Einfach erst einmal, um festzustellen, ob sein Knochenmark überhaupt geeignet sei. Nein, Blut gebe er nicht. Nicht für seine Schwester. Denn wenn er es tun würde, sozusagen für seine Schwester Blut geben würde, dann hätte sie endgültig Macht über ihn. Und dann kam dieser gruselige Satz, an den ich mich noch sehr genau erinnern kann und der mir einen kurzen Schauer über den Rücken jagte: »Meine Schwester ist eine Hexe.«

Später habe ich oft über das Gespräch nachgedacht. Bis zu einem gewissen Punkt war mit dem Mann durchaus eine Kommunikation möglich. Zumindest bestand der Anschein einer gemeinsamen Sprache und eines gemeinsamen Denkens. Ich konnte mit ihm telefonieren, er hatte mir zugehört. Er wusste, was eine Blutentnahme ist und wahrscheinlich auch, dass das Blut im Knochenmark gebildet wird. Und dass damit die Möglichkeit einer Behandlung seiner Schwester, nämlich durch eine Knochenmarkspende, gegeben war. Und wenn er mir nur gesagt hätte, er wolle einfach nicht spenden, hätte ich wahrscheinlich aufgelegt und allenfalls gedacht: Na ja, irgendein Familienstreit. Und die Sache wäre erledigt gewesen. Aber er sagte mir mehr. Er lieferte mir die Erklärung für seine Entscheidung – die Sache mit dem Blut, der Macht und der Hexe.

Seitdem habe ich oft ähnliche Situationen erlebt, in denen ich plötzlich dachte: Hoppla, was ist das denn jetzt? So krass wie in diesem Telefonat habe ich magisches Denken in unserer scheinbar so rationalen Welt allerdings nicht mehr erlebt. Aber magisches Denken bestimmt nach wie vor in erstaunlichem Ausmaß das Empfinden von Gesundheit und Krankheit bei Kranken und Gesunden. Es betrifft Vorstellungen vom Wesen der Krankheit, von den Ursachen und Kausalzusammenhängen, von Schuld und Sünde und Strafe. Magisches Denken steht am Anfang der Medizin, es durchzieht ihre ganze Geschichte, es tritt auf als Geister- und Dämonenglaube, wir sehen es im Altertum, im Mittelalter und in der Neuzeit. Magisches Denken gab es bei den Griechen, den Römern, bei den Juden und vehement im Christentum. Und magische Vorstellungen sind noch im dritten Jahrtausend überall präsent. Hinter der sichtbaren Vernunft und Exaktheit der naturwissenschaftlichen Medizin verbergen sich zahllose Annahmen, Vermutungen, Hoffnungen, Glaubenswahrheiten. Manchmal erahnbar, oft aber nur sehr schwer zu entdecken, hintergründig, abgründig.

VON DER MAGIE ZUR ERKENNTNIS – UND ZURÜCK Wir wissen nicht, wann Menschen begonnen haben, über Schmerzen, Leid und Sterben nachzudenken und wann sie die Störung ihres Wohlbefindens erstmals als Krankheit empfanden. Aber eines ist sicher: Irgendwann taten sie es. Und dann gingen sie einen Schritt weiter. Sie versuchten, die Ursache zu erkennen und fanden sie im Wirken von Geistern und Dämonen, Göttern, im Laufe der Gestirne und der Jahreszeiten.

Über Tausende von Jahren hatten die Menschen magische Vorstellungen von Leid und Krankheit. In Mesopotamien und Ägypten, in China, im Judentum und auch im frühen Griechenland. Und Medizin und Religion, Arztberuf und Priesteramt waren eng miteinander verbunden.

Etwa tausend Jahre vor Christi Geburt siedelten sich Menschen im Gebiet des griechischen Festlandes, auf den Inseln der Ägäis und an der kleinasiatischen Küste an, die eine gemeinsame Sprache hatten: Griechisch. Zu dieser Zeit waren die großen Kulturen dieser Region, die mykenische und die minoische Kultur, bereits untergegangen, lebten aber in der Erinnerung und den Dichtungen Homers weiter. Für diese Menschen waren Gesundheit und Krankheit noch eng mit Göttern und Dämonen und Schuld und Strafe verbunden. In der Ilias und der Odyssee werden zahlreiche Verletzungen durch Waffen beschrieben und an einzelnen Stellen auch die Behandlung von Wunden. Und in ganz wenigen Situationen können wir auch Krankheitsbilder erkennen, die nicht durch äußere Gewalteinwirkungen entstanden, sondern durch Ursachen, die der menschlichen Wahrnehmung nicht unmittelbar zugänglich waren. Wahrscheinlich wird im XIII. Gesang der Ilias ebenso wie in anderen mythischen Erzählungen die Pest beschrieben. Diese Erkrankungen wurden als von Göttern geschickt angesehen. Sie waren die Strafe für Beleidigungen und unangemessenes Verhalten. Und sie wurden geheilt durch Sühne. Aber die Geschichten, die in der Ilias und der Odyssee erzählt werden, stammten aus einer alten, untergegangenen Zeit. Die Lebenswirklichkeit der Griechen im achten vorchristlichen Jahrhundert hatte sich gegenüber der Welt der heroischen und sagenhaften Vorfahren fundamental geändert. Eines der entscheidenden Merkmale der Menschen damals war ihr Wille, der eigenen Erkenntnisfähigkeit zu vertrauen. Und zwar in allen Bereichen des Lebens. Und wo immer sie Kolonien gründeten, ob in Süditalien, Sizilien oder Ägypten, nahmen sie diese Eigenschaft mit.

Einer der Ersten, die kritisches Denken in die Medizin eingeführt haben, ist der Grieche Alkmäon von Kroton. Alkmäon steht für die strikte Trennung von Religion und Medizin. Vorurteilsfrei versuchte er die Vorgänge im gesunden und kranken Organismus zu verstehen. Für ihn stand am Anfang jeder Erkenntnis das Sichtbare: das, was wir heute in der Medizin Anatomie und Physiologie nennen. Und Krankheit wurde zur Störung der normalen physiologischen Abläufe im Körper, deren Ursache einer Erkenntnis zugänglich war. Und eben nichts mit Schuld und Strafe und Sühne zu tun hatte.

Es ist das griechische Denken, das den Grundstein zur naturwissenschaftlichen Forschung und Erkenntnis der nächsten 2500 Jahre gelegt hat. Dieses Denken führte, zusammen mit der jüdisch-christlichen Religion, zu dem, was wir die westliche Gesellschaft nennen. Und zu dem, was heute die moderne Medizin ist. Mit allen verblüffenden Möglichkeiten, aber auch ihren Schattenseiten.

Fast genau zeitgleich mit dem griechischen Arzt, Anatom und Wissenschaftler Alkmäon lebte in Palästina ein Mann, der sich genauso wie dieser mit dem Phänomen der Krankheit und des Leidens auseinandersetzte und dessen Namen wir nicht kennen. Er kam zu einem ähnlichen Ergebnis, aber von einem völlig anderen Ansatz aus. Er schrieb darüber ein langes Gedicht: Die Klage des Hiob. Er benutzte dabei die Figur eines Menschen, der schon mehrere hundert Jahre zuvor in einer einfachen Geschichte beschrieben worden war: Dem Volksbuch von Hiob.

Hiob war ein Mann, gläubig und ohne Sünde. Und der glücklichste Mensch, den man sich vorstellen konnte. Er hatte eine große Familie, war wohlhabend, und er war gesund. Eines Tages trat der Satan an den Herrgott heran und bot ihm eine Art Wette an. Er sagte zu Gott: »Das Tun seiner Hände hast du gesegnet und sein Besitz hat sich ausgebreitet im Lande. Aber strecke einmal deine Hand aus und rühre an alles, was er hat, was gilt's, er wird dir ins Angesicht absagen.« (Hiob 1, 10 – 11) Der Herrgott willigte in den Test ein. Hiob verliert seinen Besitz, seine Familie und seine Gesundheit. Er bekommt einen Ausschlag und Geschwüre von Kopf bis Fuß und leidet entsetzliche Qualen. Das alte Volksbuch endet dann märchenhaft versöhnlich. Hiob fällt nicht vom Glauben ab und erhält Besitz, Kinder und Gesundheit wieder zurück. Ein Ende, das der Lebenswirklichkeit nicht entspricht.

Ihre Spannung erhält die Geschichte durch die Ergänzung, die später durch den unbekannten Autor dazukam. Der Dichter, der im 5. Jahrhundert das Volksbuch von Hiob um ein Gedicht erweiterte, hatte eine Einsicht, die in der alten Erzählung noch nicht formuliert war und die später wieder verlorengehen sollte. Er erkannte als das Besondere der Situation die völlige Schuldlosigkeit Hiobs an seinem Unglück und seiner Krankheit und stellte diese in den Mittelpunkt.

Das alte Volksbuch ging noch ganz konventionell vor. Ein glücklicher Mensch wird geprüft und besteht die Prüfung. Und wird belohnt. Den Dichter interessiert etwas anderes. Er lässt Hiob klagen. Klagen gegen ein ungerechtes Schicksal, einen ungerechten Gott. Warum? Warum tust du mir das an? Warum machst du mich krank und lässt mich leiden? Das Gedicht endet mit einer Einsicht: Unglück und Krankheit können uns einfach so treffen, nicht als Strafe, nicht als Bewährungsprobe, sondern sinnlos und schicksalsartig. Leid wird losgelöst von Schuld. Wie bei den Griechen im fünften vorchristlichen Jahrhundert.

Aber das ist noch nicht die ganze Geschichte von Hiob, wie sie uns heute vorliegt. Sechshundert Jahre nach dem Volksbuch und dreihundert Jahre, nachdem der Dichter aus Palästina die bis dahin unerhörte Anklage eines Menschen gegen seinen Gott formuliert hatte, passiert etwas Seltsames und zutiefst Menschliches und

Dummes. Wiederum tritt ein Dichter auf. Er hat das Volksbuch von Hiob und das Gedicht auf den leidenden, kranken Menschen, der sich klagend gegen Gott wendet, gelesen. Aber er hat nichts begriffen von der revolutionären Erkenntnis seines Vorgängers. Er lässt einen Mann namens Elihu auftreten und reden. Und er versucht in den Worten dieses Mannes nachzuweisen, dass Hiob nicht Opfer eines unbegreiflichen Schicksals geworden ist, sondern eben doch durch eigene Schuld mit Krankheit und Leiden gequält wird.

Krankheit als Folge von und Strafe für Sünde. Diese Vorstellung durchzieht das gesamte Alte Testament. Im Christentum wird diese verquere Kausalität ansatzweise überwunden. Die zahlreichen Heilungsgeschichten in den Evangelien lassen erkennen, dass für Jesus Krankheit nicht Folge eines Fehlverhaltens, einer Sünde war. Aber er stellt Krankheit in einen neuen, subtilen Kontext. Und bleibt im magischen Denken verhaftet. Wenn Krankheit von ihm auch nicht als Strafe gesehen wird, so erhält sie doch einen Sinn. »Und Jesus ging vorüber und sah einen, der blind geboren war. Und seine Jünger fragten ihn und sprachen: Meister, wer hat gesündigt, dieser oder seine Eltern, dass er blind geboren ist?« Jesus antwortete: »Es hat weder dieser gesündigt noch seine Eltern, sondern an ihm sollen die Werke Gottes offenbar werden.« (Johannes 9, 1–3)

Fünfhundert Jahre, nachdem Alkmäon und andere einen radikalen Schlussstrich unter die magischen Krankheitsvorstellungen der Vergangenheit gezogen und die Grundlage zu einer nüchternen Analyse von Gesundheit und Krankheit gelegt hatten, interpretiert ein Mann, dessen Wirken später eine Weltreligion begründen sollte, erneut Krankheit als Instrument eines Gottes.

Seine Nachfolger sollten in den nächsten zweitausend Jahren noch weitergehen. Sie haben erneut und wahrscheinlich schwer ausrottbar den Mythos von Krankheit und Schuld und Wirken Gottes in die Vorstellungswelt der Menschen gepflanzt.

Ich kann mich noch sehr genau erinnern, wie mir Herr Calinescu das erste Mal in meinem Sprechzimmer gegenübersaß. 35 Jahre alt, schwarze, kurz geschnittene Haare, wenige Millimeter lang, ein dunkler Dreitagebart, braun gebrannt, sehr gutaussehend. Außergewöhnlich höflich, freundlich, warmherzig, mit einem vertrauensvollen und vertrauenserweckenden, aber auch einem sehr traurigen Blick. Der Anlass war unschön.

Herr Calinescu stammt aus Rumänien. Er lebt seit über fünfzehn Jahren in Deutschland und spricht Deutsch als Mutterspra-
che mit einem hübschen Akzent. Zwei Monate zuvor war er zu
Hause in Rumänien gewesen, weil seine Großmutter gestorben
war. Die überstürzte Reise sorgte für ziemlich viel Stress. Wegen
eines Streiks der Bahnarbeiter in Rumänien kam er nicht mehr
rechtzeitig zur Beerdigung, und das, nachdem er 48 Stunden unterwegs gewesen war, kaum geschlafen hatte und sich müde und
zerschlagen fühlte. Und dann bekam er auch noch eine ziemlich
schmerzhafte Gürtelrose rechts am Brustkorb. Zwei Tage war er
deshalb in Rumänien im Krankenhaus gewesen. Dort hatte man
dann etwas gemacht, was man nicht hätte tun dürfen: Ohne ihn
zu fragen hatten die Ärzte einen HIV-Test durchgeführt. Und der
war positiv gewesen.

Herr Calinescu bezeichnet sich selbst als schwul. Und als gläu-
bigen Christen. Und jetzt hat er ein Problem. Er sieht die HIV-Infektion als gottgewollte Strafe für seine sündige Lebensweise. Das
macht ihm zu schaffen.

Meine Aufgabe ist es jetzt, erst einmal zu sehen, wo er überhaupt mit seiner HIV-Infektion steht. Muss er behandelt werden
oder kann man damit noch warten? Ich untersuche Herrn Calinescu, nehme Blut ab und nach zehn Tagen sitzt er mir wieder gegenüber. Ich kann ihm gute Nachrichten mitteilen: Die Helferzellen,
das sind die zentralen Abwehrzellen im Immunsystem, die durch
das HIV-Virus zerstört werden, liegen mit über 700 Zellen/ul in
einem guten Bereich. Und die Viruslast, die einem etwas über die
Dynamik der Erkrankung sagt, ist mit 25 000 kEq/ml relativ niedrig. Er hat erst einmal viel Zeit. Und wir können uns seinem anderen Problem widmen: seinem Schuldgefühl.

Als sich in den 80er-Jahren des vorigen Jahrhunderts die Im-
munschwächekrankheit AIDS explosionsartig in Amerika auszubreiten begann, wurde sie hier sehr schnell zur »Schwulenseu-
che« und zur »Strafe Gottes«. Diese bizarre Verknüpfung von
Krankheit und vermeintlicher Sünde findet sich aber nicht nur im
religiösen Amerika des ausgehenden vorigen Jahrhunderts. Sie ist
elementares Gedankengut der christlichen Religion weltweit,
auch in Deutschland.

2001 veröffentlichte der populäre Benediktinerpater Anselm
Grün eine kleine Buchreihe zu den Evangelien. Darin stellt er auch

die Krankenheilungen Jesu vor, wie sie uns das Lukas-Evangelium schildert. Und dabei auch den Fall eines »wassersüchtigen« Mannes. Es dürfte unmöglich sein, heute noch zu sagen, unter welcher Krankheit dieser Mann gelitten hat. Eine vermehrte Einlagerung von Wasser, sei es im Bauchraum, sei es in den Beinen, ist Folge vieler möglicher Krankheiten: Unterernährung (»Hungerödeme«), Leberzirrhose, Herzschwäche, Krebs, Infektionskrankheiten. Fast immer sind Wassereinlagerungen Ausdruck eines gravierenden Krankheitsgeschehens.

Das Lukas-Evangelium schildert uns diesen Mann in knappen Worten: »Da stand ein wassersüchtiger Mann vor ihm. Jesus fasste ihn an, heilte ihn und ließ ihn gehen.« (Lukas 14, 2–4)

Die christliche Interpretation zweitausend Jahre später klingt so: »In der jüdischen Tradition wird Wassersucht meistens als Folge von sexueller Ausschweifung, von Verleumdung und von Götzendienst gesehen.« Und weiter: »Wir würden heute sagen: Wenn der Mensch sein Maß verliert, wenn er sich überfordert, dann reagiert auch sein Körper chaotisch. Die Ordnung der verschiedenen Säfte gerät durcheinander. Es geht also um das rechte Maß. Der Mensch ist gesund, wenn er seinem Wesen entsprechend lebt. Wenn er maßlos wird, wird er krank. Heilung heißt, das richtige Maß wieder zu entdecken und zu leben.«

Solche magischen Krankheitsvorstellungen und Interpretationen führen intellektuell weit hinter die Weltsicht des Christentums zurück und noch wesentlich weiter hinter diejenige der aufgeklärten griechischen Antike. Anselm Grün zitiert die alttestamentarische Vorstellung von sexueller Ausschweifung als Ursache der Wassersucht nicht, um ihr zu widersprechen. Sondern er stellt sie in einen Kontext mit der heutigen Maßlosigkeit des Menschen. »Wenn er maßlos wird, wird er krank.« Diese vorwissenschaftlichen und aus Ressentiments geborenen Ideen von Säften, Chaos, Wasseransammlungen, Maß und Ordnung finden sich nicht nur in christlichen Traktaten und Erbauungsbüchern. Sie sind ebenso Teil vieler Bereiche der Naturheilkunde, der Homöopathie, der traditionellen chinesischen Medizin und zahlreicher, inzwischen völlig unüberschaubarer anderer Heilslehren. Und in variierter, aber erstaunlich lebhafter Form auch Teil der klassischen Schulmedizin.

Es gibt viele Menschen wie Herrn Calinescu. Im täglichen

Leben fallen sie gar nicht auf. Man kann mit ihnen sprechen und glauben, es habe eine Kommunikation stattgefunden, eine Verständigung. Aber dann öffnet sich plötzlich eine kleine Tür, und man blickt in die seltsamen Winkel der Seele dieser Menschen. Herr Calinescu lebt immerhin in einer traditionellen christlichen Welt, deren Werte und Vorstellungen bekannt sind. Aber viele andere glauben außerdem an kosmische Kräfte, die von irgendwo auf uns einwirken, an Schwingungen, die wieder ins Lot gebracht werden müssen, an irgendeine Form von Geistigkeit, die mit einer Bluttransfusion übertragen wird und an einen elektrischen Apparat, der unsere negativen Energien in positive umwandelt. Und ich habe nie erlebt, dass derartige Überzeugungen, wenn sie einmal bestanden, je wieder abgelegt wurden.

Herr Wiegmann ist 53 Jahre alt und Versicherungskaufmann. Er bewegt sich in einer rationalen Welt der Zahlen und würde sich nicht im Entferntesten als abergläubisch bezeichnen. Er ist schlank, treibt Sport und achtet auf eine gesunde Ernährung. Einmal im Jahr lässt er sich internistisch untersuchen und zweimal im Jahr geht er zum Zahnarzt. Mit fünfzig Jahren war er das erste Mal beim Urologen. Wenn er 55 ist, wird er sich einer Darmspiegelung unterziehen. Sein Leben ist geordnet, geplant und gesundheitlich ist alles im Griff. Fast alles.

Denn seit vier Wochen leidet er unter einem unangenehmen, hochfrequenten Ohrgeräusch. Ein Tinnitus. »Das fing urplötzlich an«, berichtet er. »Ich bin dann gleich zum HNO-Arzt.«

»Und?«, frage ich.

»Ja, das war am Wochenende. So etwas ist ja immer am Wochenende. Der hat mich dann auch sofort eingewiesen. Und ich habe Infusionen gekriegt.«

»Und ist es besser geworden?«

»Ja, ich weiß nicht. Vielleicht ein bisschen. Aber weg ist es nicht. Seit zwei Tagen ist es wieder stärker.«

»Ja, das ist eine unangenehme Sache. Aber ich glaube, so furchtbar viel kann man da nicht machen. Weshalb kommen Sie denn jetzt zu mir?«

»Ich wollte mich noch mal gründlich durchuntersuchen lassen. Ich will da doch alles abklären.«

»Herr Wiegmann«, sage ich, »das kann man natürlich machen. Aber eines müssen Sie wissen: Die Chance, dass ich jetzt etwas finde, eine Ursache, und möglichst noch eine Ursache, die man dann abstellen kann, die Chance ist praktisch null. Sehen Sie, Sie kommen doch regelmäßig zur Untersuchung. Immer ist alles in Ordnung. Sie sind doch sehr gesund. Also – ich glaube nicht, dass ich Ihnen da werde helfen können.«

»Nein, das glaube ich ja auch nicht. Ich weiß sowieso, wo das herkommt.«

Erstaunt sehe ich ihn an: »Nämlich?«

»Sie wissen doch, ich sitze in dem großen Kasten da am Adenauerplatz.«

»Ja, ja, das haben Sie mir mal gesagt.«

»Na ja, sehen Sie. Wir haben doch da jetzt diesen Sender drauf. Diesen Mobilfunksender. Und seitdem ist das.«

Ich sehe ihn schweigend und etwas erstaunt an.

»Und ich bin nicht der Einzige. Allein in meiner Abteilung sind es drei. Der eine ist jetzt schon ein Vierteljahr krank. Und ich weiß nicht, ob er überhaupt noch mal wiederkommt«.

Ich führe dann meine internistische Untersuchung durch, weil Herr Wiegmann darauf besteht, mit EKG und Ultraschalluntersuchung des Bauchraumes und finde, wie erwartet, alles in Ordnung. Herr Wiegmann ist ein internistisch gesunder Mann. Als ich ihm einige Tage später die Laborwerte, die alle normal sind, erkläre, spricht er mich erneut auf den Tinnitus an. Aber ich sage ihm, dass ich als Internist davon nicht so furchtbar viel verstehe.

»Aber Herr Doktor«, lässt er nicht locker, »das muss Sie doch auch angehen.« Und wieder kommt er auf den Mobilfunksender zurück.

Herr Wiegmann wird mich in der nächsten Zeit in dieser Angelegenheit noch mehrfach besuchen. Und dann auch Ausdrucke aus dem Internet zum Thema Tinnitus und Mobilfunk mitbringen. Obwohl ich ihm jedes Mal zwei Dinge sage: Es gibt nach meinem Wissen keinen Hinweis auf einen Zusammenhang zwischen Mobilfunksendern und Tinnitus, und dass ich im Übrigen kein HNO-Arzt bin. Tinnitus ist ein HNO-ärztliches Problem. Herr Wiegmann ist in beiden Fragen völlig beratungsresistent. Er will nichts von solchen Untersuchungen hören, die seine Ansicht nicht bestätigen. Er will nicht wissen, dass es Ohrgeräusche schon vor Mobilfunkanlagen gab. Er hat eine klare Vorstellung von Kausalzusammenhängen und sucht nur nach Bestätigungen einer vorgefassten

Meinung. Eine Überprüfung lehnt er standhaft ab. Dabei käme er nie auf die Idee, dass seine Vorstellungen und Schlüsse irratonal oder sogar magisch sein könnten. Ganz im Gegenteil. Er kennt Untersuchungen und Studien. Er hat sich, als Versicherungskaufmann, die physikalischen Grundlagen von Mobilfunk systematisch erarbeitet und die physiologischen Grundlagen des menschlichen Gehörs. Er bewegt sich in einer naturwissenschaftlich begründeten Welt. Aber er macht einen Fehler, der ihn aus der Welt der Naturwissenschaften in die Welt der Magie versetzt. Herr Wiegmann verhält sich vor-wissenschaftlich: Er beobachtet nicht und zieht dann Schlüsse, sondern er hat eine vorgefasste Erkenntnis und ordnet dieser seine Beobachtungen unter.

Und er tut noch etwas anderes: Er versucht andere, in diesem Falle mich, von der Richtigkeit seiner Erkenntnis zu überzeugen. Obwohl mich diese ganze Sache eigentlich überhaupt nicht betrifft. Er missioniert, weil er ein Sendungsbewusstsein hat.

Bei mir geht das ganz gut, weil ich ein sehr geduldiger und nachsichtiger Mensch bin – und an solchen Verhaltensweisen sogar ein gewisses Interesse habe.

Ich versuche jedoch gelegentlich, ihm genau diese Dinge klarzumachen: Seine sehr starre Überzeugung, seine Beratungsresistenz, sein Sendungsbewusstsein. Ich dringe aber langfristig nicht zu ihm durch. Und langsam schläft der Kontakt auch ein. Und er bleibt in seiner magischen, fast religiös ausgeformten Welt. Und ich bleibe in meiner.

Herr Wiegmann ist im Grunde ein vernünftiger Mensch. Er ist es gewohnt, Risiken zu beurteilen und in Zahlen auszudrücken. Er kann sich in trockene Vertragstexte einarbeiten und ist in der Lage, seine Versicherungskunden kompetent zu beraten und ihnen das Gefühl von Sicherheit zu vermitteln. Und er kann sich auch in ursprünglich fremde Bereiche einarbeiten, zum Beispiel in die physikalischen Grundlagen des Mobilfunks. Warum es gerade der Mobilfunk ist, den er als Schuldigen für seinen Tinnitus erkannt hat, dürfte nicht ganz einfach zu klären sein. Ich wage zu behaupten: Es ist reiner Zufall. Es war das zeitliche Zusammentreffen der Sendermontage und des Beginns seiner Beschwerden. Die gleiche Funktion wie der Funkmast hätte auch eine Starkstromleitung einnehmen können, irgendein Baugift, ein Zeckenbiss oder Darmpilz.

Und der Ansatz erscheint zunächst auch rational. Natürlich können Zecken und Pilze Krankheiten auslösen und vielleicht auch Starkstromleitungen und Sendemasten. Durchaus denkbar. Für Herrn Wiegmann ist der Kausalzusammenhang zwischen Tinnitus und Mobilfunk nicht denkbar, sondern Gewissheit. Und als die Gewissheit da war, begann er langsam aber sicher, sich aus der Welt der Ratio, des Verstandes, herauszubewegen. Einwände ließ er nicht gelten und er erkannte nicht mehr, dass zwischen seinem Krankheitsbild und den möglichen Auswirkungen eines Sendemasts eine riesige Lücke klaffte, die nur durch eines überbrückt wurde: den Glauben und seine Überzeugung von einem ursächlichen Zusammenhang. Und je unsicherer der tatsächlich nachweisbare Zusammenhang war, desto größer wurde sein missionarischer Eifer: Die Ärzte können die Wahrheit nicht erkennen und ich muss sie ihnen sagen. Und er beginnt zu leiden.

Herr Gundlach ist da völlig anders. Er ist älter als Herr Wiegmann, 72 Jahre alt. Und er hat eine andere Vorgeschichte. Von Beruf war er Bäcker und Konditor. Vor 24 Jahren passierte ihm etwas, das ihn für den Rest seines Lebens geprägt hat. Damals hatte er unspezifische Oberbauchbeschwerden gehabt. Nichts ganz Gravierendes, aber irgendwie auffällig. Und sein damaliger Hausarzt hatte ihn ernst genommen und frühzeitig zu einer Magenspiegelung geschickt. Was damals noch nicht so ganz selbstverständlich war.

Herr Gundlach hatte ein Magenkarzinom, das, weil es frühzeitig erkannt worden war, kausal, also mit der Intention der Heilung, operiert werden konnte: mit Erfolg.

Herr Gundlach gehörte zu den wenigen Patienten, die ein Magenkarzinom überlebten. Er hat damals begonnen, auf seine Lebensweise und seine Gesundheit zu achten. Schon lange bevor es Mode wurde, stieg er um auf eine gesunde Ernährung mit viel Gemüse und Obst, wenig Fleisch, kein Alkohol, kein Nikotin. Er hielt sich schlank und stellte sich einen Heimtrainer ins Schlafzimmer. Im Laufe der Jahre perfektionierte er seine gesunde Lebensweise mit zusätzlichen Vitaminen, Spurenelementen, Nahrungsergänzungsstoffen. Er registrierte penibel Puls und Blutdruck, in Ruhe und auf dem Ergometer. Er behielt seine Blutfette im Blick, die Triglyceride und das Cholesterin und das Verhältnis von HDL und LDL. Und er begann unter alldem zu leiden.

Nun sitzt er mir gegenüber und macht sich Sorgen um sein Cholesterin. Es liegt bei 170 mg/dl. Und er hat gelesen, dass auch ein zu niedriges Cholesterin schlecht sei. Oder es ist die Herzfrequenz. Wenn er mit 100 Watt Leistung auf dem Ergometer sitzt, liegt sie bei 130/min. Früher lag sie bei 140. Und der Blutdruck setzt ihm in der letzten Zeit besonders zu. Eigentlich sollte er bei 120/80 mmHg liegen. Aber immer wieder hatte er Werte über 135 gemessen. Er könne sich das einfach nicht erklären. Er habe nichts geändert.

Schließlich hat er eines Nachts einen ziehenden Schmerz in der linken Brust. Er weiß, was das zu bedeuten hat. Er kennt die Empfehlungen der deutschen Herzstiftung. Und er ruft den Rettungswagen. Es passiert das Übliche: Krankenhaus, EKG, Labor, Belastungs-EKG. Und schließlich: ein Herzkatheter, eine Koronarangiografie. Und alles ist in Ordnung. Kein Infarkt, die Herzkranzgefäße sind in gutem Zustand. Man empfiehlt ihm ASS, auf gut deutsch Aspirin. Und weil im Krankenhaus der Blutdruck etwas erhöht gewesen war, einen sogenannten ACE-Hemmer. Der schade nicht, sondern schütze das Herz.

Jetzt sitzt er mir also wieder gegenüber: Von Tabletten hält er eigentlich gar nichts. Er möchte das alles, wie er sagt, ohne Medikamente in den Griff kriegen. Und er schaut mich gequält an.

Die nächsten Wochen und Monate werden in einem gleichbleibenden Rhythmus vergehen. Herr Gundlach beobachtet seine Körperfunktionen, protokolliert Blutdruck und Herzfrequenz in Ruhe und bei Belastung. Er nimmt ASS und den ACE-Hemmer ein, meint aber, diesen nicht gut zu vertragen, ohne das näher spezifizieren zu können. Und er lässt immer wieder seinen Cholesterinwert messen. Er möchte alles richtig machen. Seit dem Krankenhausaufenthalt ist die Angst vor einem Herzinfarkt gestiegen. Trotz der unauffälligen Untersuchungsergebnisse.

Schließlich kommt er dann irgendwann mit seiner Frau in die Sprechstunde. Sie geht selten zum Arzt. Nur wenn sie Beschwerden hat. Sie ist zwei Jahre jünger als er, übergewichtig, ruhig, ganz das Gegenteil ihres Mannes.

»Ich glaube, er macht sich ganz verrückt«, sagt sie und schaut ihn von der Seite an. Er selbst sieht mir dabei, in seiner etwas angespannten Art, in die Augen.

»Ist das so?«, frage ich ihn.

»Na ja, da ist schon was dran.«

Ich versuche ihm dann noch einmal klarzumachen, wie das ist mit dem Blutdruck und der Herzfrequenz und den Fetten und der ganzen gesunden Ernährung. Und spreche von Risikofaktoren, die keine Krankheiten sind und einer Lebenserwartung, die über achtzig Jahre liegt, und davon, dass es auch so etwas wie schicksalhafte Fügungen gibt, die man manchmal vielleicht akzeptieren sollte. Einfach, um wieder etwas ruhiger zu leben. Ich glaube, an dem Tag gelingt es mir, zumindest etwas auf Herrn Gundlach einzuwirken.

Aber seine Unsicherheit wird bleiben. Herr Gundlach verhält sich im Grunde so, wie wir Ärzte es uns wünschen. Nach seiner Magenkrebserkrankung hat er ein bewusstes Verhältnis zu seinem Körper und zu seiner Gesundheit bekommen. Er hat das Gefühl, eine zweite Chance zu haben. Und so war es ja auch. Er hat dann genau darauf geachtet, alles, was ihn krank machen könnte, zu vermeiden und darüber hinaus versucht, zusätzlich aktiv etwas für seine Gesundheit zu tun. Und das alles auf dem Boden der Schulmedizin, vielleicht manchmal etwas übertrieben mit den Vitaminen und den Mineralstoffen, aber auf jeden Fall: frei von irgendwelchen magischen Vorstellungen. Vordergründig.

Warum ist im Laufe der Jahre die Gesundheit für ihn zu einem derartigen Problem geworden? Es ist die Leistungsfähigkeit der Medizin, die Herrn Gundlach hat abrutschen lassen. Wir wissen heute, was gesund erhält und was krank macht, kümmern uns um Puls und Blutdruck und wissen, wo sie liegen sollen. Wir kennen den idealen Cholesterinwert und wir kennen die »guten« und die »schlechten« Cholesterine. Wir wissen, dass Übergewicht zur Zuckerkrankheit führt und Bewegungsmangel zum Herzinfarkt. Wir schützen uns vor Rinderwahnsinn, Vogelgrippe und jetzt auch Schweinegrippe, wir wissen, dass wir auf Intercontinentalflügen Thrombosen kriegen können und im Schwimmbad der Fußpilz lauert. Wir haben eine Ernährungspyramide, in der Alkohol nicht vorkommt. Und wir essen Omega-3-Fettsäuren, 20 g Ballaststoffe am Tag und die wertvollen Inhaltsstoffe von Nüssen. Wir achten auf regelmäßigen Stuhlgang, eine stressfreie Arbeit und ein befriedigendes Sexualleben. Und das alles nicht, weil wir es wollen, sondern weil es uns gesund erhält. Und Gesunderhaltung ist nicht nur Pflicht einer Gesellschaft gegenüber, die 15 Prozent ihres Bruttosozialproduktes für medizinische Leistungen aufbringt. Zur Gesunderhaltung fühlen wir uns auch uns selbst gegenüber verpflichtet. Und wieder sind Schuld und Krankheit kausal verknüpft.

Der Mann, der seine Schwester für eine Hexe hält, Herr Calinescu mit seiner HIV-Infektion, der Benediktinerpater, der sexuelle Ausschweifungen, Götzendienst und Maßlosigkeit in einen Kausalzusammenhang zu Wassersucht setzt, Herr Wiegmann mit dem Mobilfunk und Herr Gundlach mit seinem Gesundheitsfanatismus: Sie sind alle Menschen unserer Zeit.

Auf einem mühevollen Weg, der vor 2500 Jahren begonnen hat, konnte der Mensch sich langsam aus der Unmündigkeit und Abhängigkeit von Geister- und Dämonenglauben herausarbeiten und hat schließlich gelernt, Krankheiten nicht als Strafe Gottes oder ein Werk des Teufels zu sehen, sondern als ein Phänomen, das menschlicher Erkenntnis zugänglich ist. Und dass beeinflussbar ist.

Und auch im Jahre 2010 gibt es sie noch: Magische Vorstellungen von Krankheit und Sterben, von Schmerzen und Blut, von Bedrohungen und Risiken, von Gesundsein und Heilwerden. Oft sind diese Vorstellungen auf den ersten Blick gar nicht erkennbar. Sie verbergen sich hinter einer Fassade scheinbarer Rationalität, nur gelegentlich blickt man in die Abgründe von Mystik und Magie, Glauben und Aberglauben, Irrationalität und Wahnsinn. Wie bei Frau Jürgens' Bruder.

Aber auch dort, wo wir uns befreit haben und glauben, die Wirklichkeit realistisch zu betrachten, drohen uns Gefahren, die die meisten von uns allenfalls erahnen. Aus der Unmündigkeit der magisch spirituellen Vorstellung von Krankheit begeben wir uns in eine neue, selbst gewählte Unmündigkeit, in diejenige der Ängste und Erwartungen, die der Ansprüche und Kontrollen. Wir glauben an die Allmacht der Medizin und erliegen der Macht der Medikalisierung. Wir wollen ein langes Leben und sehen überall Gefahren, die uns bedrohen. Und wir sind bereit, uns dem Diktat der Gesundheit vorbehaltlos zu unterwerfen.

Während ich das vorletzte Kapitel dieses Buches schrieb, in dem es ums Altwerden, den Morbus Alzheimer und die Demenz gehen wird, las ich mehrfach Besprechungen eines Buches von Tilman Jens. Tilman Jens ist der Sohn des berühmten Rhetorikprofessors Walter Jens aus Tübingen, der damals 85 Jahre alt war, also nach biblischen und heutigen Kategorien sehr alt, und inzwischen dement geworden war. Ich habe das Buch dann gekauft und gelesen. Es ist ein in vieler Hinsicht bemerkenswertes Dokument. Zum einen ist es der erschütternd deutliche Bericht vom Grauen dieser Krankheit. Dann aber auch ein irritierendes Zeugnis dafür, wie der Umgang mit einem Leiden von Tabuisierung in Bloßstellung und Exhibitionismus umschlagen kann.

Und schließlich, und das ist für mich das Interessanteste an diesem Buch: Tilman Jens beschwört paradigmatisch die magischen Vorstellungen von Medizin herauf, mit denen ich mich in dem vorliegenden Kapitel beschäftigt habe:»Das Alters-Siechtum, vor dem die Götter in Weiß kapitulieren.« So nennt er die Demenz seines Vaters. Davon einmal abgesehen: Götter in Weiß waren wir nie. Wir waren, auch da, wo wir ironisiert wurden, immer nur Halbgötter. Aber: Kapitulieren wir? Kapituliert die Medizin? Davor, dass bei einem 85-jährigen Mann die Organfunktionen nachlassen, aussetzen und schließlich ganz erlöschen? Kapitulieren wir davor? Oder betrachten wir das Altern und das Sterben nicht als etwas völlig Natürliches?

Bei manchen Menschen altern die Gelenke zuerst, bei manchen die Nieren, bei anderen die Lunge oder das Herz. Manche Menschen haben eine völlig zerknitterte Haut und sind innerlich vital und fröhlich. Und bei manchen Menschen altert das Gehirn schneller als der übrige Organismus. Wenn all das mit über achtzig Jahren geschieht, ist das dann ein Grund für Kämpfe, vor denen man nicht kapitulieren sollte?

»Es gibt keine Chance der Heilung«, sagt Tilman Jens über die Demenz seines alten Vaters. Nein, die gibt es wohl nicht. Aber vielleicht ist das Altern und das Sterben auch gar kein Anlass für Kämpfe und Siege. Oder Kapitulationen. Vielleicht sind Krankheit und Tod insbesondere bei einem 85-jährigen Mann etwas, was man ohne Hader hinnehmen kann. Vielleicht sollten wir uns von dem vermeintlichen Versprechen medizinischer Möglichkeiten befreien.

Und dann führt das Buch aus der scheinbaren Rationalität der therapeutischen Bemühungen um einen 85-jährigen dementen Mann hinaus in das wirkliche Reich der Magie. Langsam aber sicher verknüpft Tilman Jens Scham und Verdrängung und, schlimmer noch, Schuld und Vergessenwollen mit der Krankheit seines Vaters. Und macht damit das Buch zu einer wirklich spannenden und lehrreichen Lektüre.

Um chronologisch vorzugehen: Die ganze Sache beginnt am

1. September 1942. An diesem Tag tritt Walter Jens der NSDAP bei. Etwas, was im Jahre 2010 wahrscheinlich nicht von geringstem Interesse wäre. Hätte Jens seine Mitgliedschaft nicht beharrlich verschwiegen – und andere nicht wegen der gleichen Tatsache, nennen wir es Vergehen, angeklagt. Über sechzig Jahre herrscht Ruhe. Im Januar 2003 wird Walter Jens dann mit seiner Mitgliedschaft konfrontiert. Und damit beginnt das, was sein Sohn »die Frage nach dem Erinnern und dem Beschweigen« nennt.

»Mit 80 Jahren flüchtet mein aufrechter Vater in ein ach-sodeutsches Doppelleben.« Geflüchtet, so sein Sohn, in die Krankengeschichte einer ganzen Generation, in die fatale »Schweige-Krankheit«. Er flüchtet. Und »kämpft nicht an gegen die lähmende Traurigkeit – sein Gedächtnis verfällt rapide.«

Die Medizin kapituliert vor der Demenz eines 85-Jährigen, der Vater »kapituliert vor der eigenen Vita«, kämpft nicht, flüchtet. In das Vergessen und dann in die Demenz. »War es wirklich ein Zufall – an den du, der Kenner, Interpret und Übersetzer antiker Tragödien ohnehin nie geglaubt hast –, dass dich das große Vergessen, die Demenz, der heimtückische Nebel, so hat es John Bayley gesagt, just in dem Augenblick überkam, als ein philologisches Fachlexikon die Existenz der NSDAP-Mitgliedskarte 9265911 offenbarte?«

Ein eigenartiges Zeugnis von jemandem, dem man eine kritische Urteilsfähigkeit unterstellt, ein Zeugnis, das auf hintergründige und doch glasklare Weise Schuld und Krankheit zu Beginn unseres aufgeklärten dritten Jahrtausends verbindet. Und dabei sind die Tatsachen so einfach. Ein junger Mann tritt 1942 im Alter von zwanzig Jahren der NSDAP bei, macht nach dem Krieg Karriere, nicht zuletzt als moralische Instanz, und verschweigt seine eigene Parteimitgliedschaft. Und wird als alter Mann mit diesem Makel konfrontiert, was natürlich unangenehm ist. Aber: Alles verzeihlich.

Derselbe Mann erlebt und erleidet im hohen Alter das Schicksal der Demenz. Das Gehirn altert einfach schneller als der übrige Körper. Alter, Demenz und die Konfrontation mit der verdrängten Jugendsünde fallen zeitlich zusammen. Das war für Walter Jens gewiss schlimm. Der hohe Anspruch und die Niederungen der Realität. Aber es war alles verzeihlich, verständlich, es war menschlich.

Jetzt kommt sein Sohn. Und jetzt wird es kompliziert. Es wird magisch.

3. Gesundheit ist Pflicht

»Ihre Gallensteine haben Sie noch«, sage ich. Frau Hesse liegt auf der Untersuchungsliege, ich halte den Schallkopf des Sonografiegerätes unter ihren rechten Rippenbogen und drücke ihn etwas in die Bauchdecke hinein.

»Und die werden Sie wohl auch behalten. Es sei denn, Sie lassen die Gallenblase doch mal entfernen.«

Frau Hesse kommt sporadisch zu mir, wenn sie mal wieder Beschwerden im rechten Oberbauch hat.

»Aber sonst ist alles in Ordnung mit der Gallenblase, die Galle kann gut abfließen, es ist auch keine Entzündung zu sehen.«

Ich setze den Schallkopf etwas weiter nach rechts, seitlich an den unteren Rippenrand.

»Und ihre Fettleber haben Sie auch noch. Also nichts Schlimmes. Ich würde mal sagen: gering ausgeprägt.«

»Da wollte ich Sie sowieso noch mal was fragen«, beginnt Frau Hesse.

»Ja. Gleich. Hier, wischen Sie erst mal das Gel ab. Dann kommen Sie zu mir rein.«

Ich gebe ihr ein Tuch und gehe rüber in das Sprechzimmer. Im Hinausgehen sage ich: »Fettleber. Eines von diesen unappetitlichen Wörtern. Klingt schlimmer, als es ist. Machen Sie sich mal keine Sorgen.«

Dann sitzt mir Frau Hesse gegenüber. »Sie wollten mich noch etwas fragen.« Ich sehe sie an. Sie ist 43 Jahre alt, hat blonde, etwas lockige Haare, kurz geschnitten.

»Ja. Weil ich doch so dick bin. Und die Fettleber.«

»Ich finde Sie gar nicht so dick. Wie groß sind Sie eigentlich und wie viel wiegen Sie?«

Frau Hesse ist 172 cm groß und wiegt 82 kg.

»Das ist doch gar nicht so schlimm«, finde ich.

»Ach, Herr Doktor, sehen Sie sich doch meinen dicken Hintern an.«

»Nun, Sie sind nicht die Dünnste. Aber die Menschen sind eben sehr unterschiedlich. Essen Sie denn zu viel? Zu süß oder zu fett? Woran liegt es, dass Sie etwas dicker sind?«

Frau Hesse isst kaum Süßigkeiten, achtet sehr auf fettarme Ernährung und versichert glaubhaft, auch insgesamt moderat zu essen. »Man glaubt mir das immer gar nicht, wie wenig ich esse.«

Ich glaube Frau Hesse. Ich weiß, wie unterschiedlich Menschen Kalorien verbrennen. Ich selbst bin 181 cm groß und wiege 75 kg und kann riesige Mengen essen und trinken und werde nicht dicker. Das mit den Kalorien und dem Gewicht muss etwas komplizierter sein, als einem in aller Regel gesagt wird. Das versuche ich auch Frau Hesse zu erklären. Die Menschen sind einfach sehr unterschiedlich.

»Seit wann haben Sie eigentlich Ihr Gewicht?«

Frau Hesse war in ihrer Jugend schlank gewesen. Während ihrer beiden Schwangerschaften hatte sie dann zugenommen und nach den Entbindungen noch einmal. Seit Jahren ist ihr Gewicht jedoch konstant. Sie hat einmal eine Diät aus einer Frauenzeitschrift gemacht, 5 kg abgenommen und danach 6 kg wieder zugelegt.

»Und, was wollen Sie machen?«

»Ich will endlich richtig Gewicht abnehmen.«

ÜBERGEWICHT Ich hatte Frau Hesse zuletzt vor einem halben Jahr untersucht. Das Ergebnis war völlig unauffällig gewesen. Der Blutdruck lag bei 135/75 mmHg, die Herzfrequenz bei 78 in der Minute. Auch die Laborwerte hatten keinerlei Auffälligkeiten gezeigt, trotz der sonografisch erkennbaren Fettleber waren die Leberwerte völlig normal. Blutfette, Blutzucker, alles im Normbereich. Was soll ich sagen zu Übergewicht und gesunder Ernährung? Wirklich nicht einfach. Wenn man sie so ansieht, würde man sie wahrscheinlich als vollschlank bezeichnen. Also deutlich dicker als das Bild, das uns, und insbesondere den Frauen, als Ideal in der Werbung und in den Medien vermittelt wird.

Übergewicht wird als Risikofaktor für viele Krankheiten angesehen: Zuckerkrankheit, Bluthochdruck, koronare Herzkrankheit, Schlaganfall. Auch für Krebserkrankungen: Brustkrebs, Gebärmutterkrebs, Darmkrebs.

Was aber ist Übergewicht? Jeder benutzt das Wort, kaum einer macht sich klar, was dahintersteht. Der Versuch, individuelles Körpergewicht zu kategorisieren, ist alt. Bei den meisten großen Studien wird der Body-Mass-Index

(BMI) als Instrument für die Kategorisierung der untersuchten Personen benutzt. Der BMI ist der Quotient aus Körpergewicht und dem Quadrat der Körperlänge. Also Körpergewicht (kg): Körperlänge zum Quadrat (m²). Früher hat man das Sollgewicht nach der einfachen Formel Körpergröße minus 100 berechnet. Mit dieser Rechnung wurde jedoch die Fettmasse ungenügend erfasst. Heute wird folgende Nomenklatur verwendet:

BMI < 18: Untergewicht
BMI 18–25: Normalgewicht
BMI 26–30: Übergewicht
BMI > 30: Adipositas, Fettsucht

Frau Hesse ist also nach diesen Kategorien übergewichtig, sie hat einen BMI von 28. Wenn man die Laienpresse verfolgt, aber auch die medizinische Fachliteratur, hat man den Eindruck, die Menschen in Deutschland wären zu dick und würden immer dicker. Das statistische Bundesamt teilt mit, dass 58 Prozent der deutschen Männer übergewichtig sind und 22 Prozent fettsüchtig. Die deutschen Frauen sind zu 42 Prozent übergewichtig und zu 23 Prozent fettsüchtig. Und die deutschen Kinder sollen bereits zu 15 Prozent übergewichtig sein und zu sechs Prozent gelten sie als fettsüchtig. Die Anzahl übergewichtiger Kinder soll zwischen 1985 und 1999 um 50 Prozent gestiegen sein. Der Grund für diese Gewichtszunahme? Vordergründig ganz einfach: zu wenig Bewegung und zu viele Kalorien.

ZU VIELE KALORIEN – UND DIE FALSCHEN Aber es sind nicht nur die vielen Kalorien, die die Menschen krank machen, sondern es sind auch die falschen. Zu viel Zucker, zu viel Fett, zu wenig Gemüse, zu wenig Obst, zu wenig Ballaststoffe.

Die meisten Menschen in Deutschland sterben heute an Erkrankungen des Herz-Kreislaufsystems, also an der koronaren Herzerkrankung, die schleichend verlaufen oder plötzlich zum Herzinfarkt führen kann, und am Schlaganfall. Und 25 Prozent sterben an bösartigen Erkrankungen. Der Beginn dieser Erkrankungen liegt häufig weit in der Vergangenheit, oft Jahrzehnte zurück. Insbesondere das Risiko von Herz-Kreislauferkrankungen lässt sich durch frühzeitige, bereits im Kindesalter beginnende körperliche Aktivität, durch Gewichtskontrolle und gesunde Ernährung beeinflussen. Aber auch viele Krebsarten hängen mit den Lebens- und Ernährungsgewohnheiten zusammen.

Als »gesunde Ernährung« gilt die sogenannte mediterrane Kost. Diese besteht aus Gemüse, Obst, Hülsenfrüchten und Getreide. Eiweißträger ist Fisch, Olivenöl dient als Fettquelle. Rotwein in Maßen wird ein schützender Effekt zugeschrieben.

In der Leitlinie der Deutschen Gesellschaft für Kardiologie wird der Nutzen einer gesunden Ernährung quantifiziert. Danach lassen sich durch eine gesunde Kost 30 Prozent aller tödlichen Herzinfarkte vermeiden. Aber die Ernährungsweise spielt auch im Hinblick auf Krebserkrankungen eine bedeutende Rolle. In Potsdam-Rehbrücke hat das Deutsche Institut für Ernährungsforschung seinen Sitz. Zusammen mit dem World Cancer Research Fund hat es einen umfangreichen Ernährungsratgeber veröffentlicht: »Krebsprävention durch Ernährung«. In diesem Text wird der Einfluss von Nahrungsmitteln und Ernährungsgewohnheiten auf zahlreiche Krebserkrankungen eingehend gewürdigt. Aufgrund epidemiologischer Untersuchungen lässt sich abschätzen, welcher Prozentsatz an Krebserkrankungen sich durch eine spezielle Diät vermeiden lässt. Die Diät beinhaltet überwiegend Gemüse und Obst, reduziert werden sollten Fleisch, tierische Fette, Salz und natürlich Alkohol. Etwa 20 bis 40 Prozent aller Krebserkrankungen ließen sich durch eine solche Ernährungsweise vermeiden. Besonders wirksam sei sie gegenüber Dickdarm- und Magenkrebs (66–75 Prozent vermeidbar), aber auch gegen Brustkrebs (33–50 Prozent) und Lungenkrebs (20–33 Prozent). Selbst das Prostatakarzinom sei beeinflussbar, zwar nur in geringem Maße, aber immerhin zehn bis 20 Prozent aller Fälle wären durch diese Diät vermeidbar.

GESUNDHEIT ALS PFLICHT – VON DER EMPFEHLUNG ZUR FORDERUNG In dem Maße, in dem die deutsche Bevölkerung immer dicker wurde und sich immer ungesunder ernährte und auf der anderen Seite immer mehr Untersuchungen zeigten, dass sich durch Gewichtsreduktion und Ernährungsumstellung Krankheiten vermeiden lassen, wurde von Ärzten, Epidemiologen und schließlich auch von Politikern immer mehr die Forderung laut, endlich etwas in diese Richtung zu unternehmen.

Seit einigen Jahren werden sehr präzise Empfehlungen im Hinblick auf das wünschenswerte Körpergewicht und die Nahrungszusammensetzung formuliert. Und in zunehmendem Maße bekommen diese Empfehlungen einen fordernden und normierenden Charakter. Die umfassendsten Vorgaben macht die Deutsche Gesellschaft für Kardiologie in ihrer Leitlinie von 2005 und der Überarbeitung dieser Leitlinie von 2007. Der Body-Mass-Index (BMI) soll unter 25 liegen. Bei einem BMI größer als 27 soll eine Gewichtsabnahme von fünf bis zehn kg angestrebt werden. Die Ernährung wird sehr penibel geregelt. 50–55 Prozent der Kalorien sollen als Kohlenhydrate aufgenommen werden. Zu bevorzugen sind Hafer, Hülsenfrüchte, Gemüse und Obst. Eiweiß sollte 15 Prozent der Kalorien stellen. Gegenüber Eiweiß von Landtieren ist das von Fisch und aus der Sojabohne zu bevorzugen. Fett sollte zu 30 Prozent an den Gesamtkalorien beteiligt sein, und zwar weniger als zehn Prozent in Form von ungesättigten Fetten, zehn Prozent als einfach ungesättigte Fette, vorzugsweise Raps- und Olivenöl und Nüsse, und zehn Prozent als mehrfach ungesättigte Fette in Form von Ölen und Nüssen. Omega-Fettsäuren sollten ein Prozent der Kalorien ausmachen. Transfettsäuren – gehärtete Fette, Frittieröl – sind zu vermeiden. Cholesterin ist auf 200–300 mg pro Tag zu beschränken. Soviel enthalten zum Beispiel ein Eigelb oder 120 Gramm Butter oder 300 Gramm Käse. Mindestens 20 g Ballaststoffe pro Tag sind wünschenswert. Alkohol wird in Mengen unter 15 g pro Tag akzeptiert. Das entspricht 300 ml Bier oder 125 ml Wein. 125 ml Wein, das ist gerade mal ein halbes »Viertele«, wie man im Süden so schön sagt. Frauen wird eine geringere Menge empfohlen.

Die medizinisch-wissenschaftlichen Grundlagen für diese Empfehlungen liefern klinisch tätige Mediziner, Epidemiologen und Statistiker. Sie fordern Politiker und den Gesetzgeber ausdrücklich auf, dafür Sorge zu tragen, diese Empfehlungen und Forderungen in der Lebenswirklichkeit der Menschen zu verankern. Diese umfassende behördliche Einmischung in das gesunderhaltende beziehungsweise krankmachende Verhalten des Einzelnen ist ein relativ neues Phänomen. Ähnliche Versuche gab es in der Vergangenheit und gibt es in manchen Ländern im Hinblick auf den Alkoholkonsum der Bevölkerung. Nicht immer mit dem beabsichtigten Erfolg. Und natürlich gibt es seit kurzer Zeit ein relativ umfassendes Rauchverbot im öffentlichen Bereich der meisten europäischen Länder.

Diese Empfehlungen gelten nicht nur für Einzelne. Sie gelten für die gesamte Bevölkerung. Deutschland wird normiert. Das

Deutsche Institut für Ernährungsforschung in Potsdam-Rehbrücke fordert als »gesamtgesellschaftliche Zielsetzung« unter der Überschrift »Die gesundheitspolitische Dimension«: »Im Bevölkerungsdurchschnitt sollte der BMI Erwachsener zwischen 21 und 23 liegen. Der individuelle BMI sollte zwischen 18,5 und 25 betragen.«

UND WOZU? Was kann ich Frau Hesse jetzt also zum Thema Gewicht, gesunde Ernährung und längeres Leben sagen? Um es vorwegzunehmen: Eine einfache Antwort gibt es nicht. Fangen wir mit dem Gewicht an. Da liegt Frau Hesse natürlich recht weit von ihrem Sollwert entfernt. Die Deutsche Gesellschaft für Kardiologie empfiehlt klipp und klar: Wer einen BMI größer als als 27 hat, soll fünf bis zehn kg abnehmen. Das heißt für Frau Hesse mit ihrem Gewicht von 82 kg und ihrem BMI von 28: Sie soll auf 72 – 77 kg kommen. Eine einfache und klare Vorgabe, gut nachmessbar.

Etwas schwierig ist die Sache mit der Ernährung. Denn nicht nur die Gewichtsreduktion verlängert Lebenszeit und erhält Lebensqualität, auch die Zusammensetzung der Nahrung hat, wie wir ja wissen, einen großen Einfluss auf unsere Gesundheit. Ich stelle Frau Hesse also die Vorstellungen der Deutschen Gesellschaft für Kardiologie vor und weise sie auf den Nutzen der mediterranen Diät hin, damit sie ihr Risiko reduziert, an einer Herz-Kreislauferkrankung zu sterben. Zu den Einzelheiten der Diät gibt es ja inzwischen viele Broschüren und Bücher und Rezeptsammlungen. Und damit sie auch ihr Krebsrisiko reduziert, rate ich ihr, sich an die Empfehlungen des Deutschen Instituts für Ernährungsforschung in Potsdam-Rehbrücke zu halten, die auf den Empfehlungen des World Cancer Research Fund basieren. Das ist nun allerdings keine ganz einfache Kost. Denn Frau Hesse soll zunächst einmal Obst und Gemüse essen, und zwar reichlich. Die alte englische Weisheit »An apple a day keeps the doctor away« genügt da bei Weitem nicht mehr. Wir sollen täglich 400 – 800 g Obst und Gemüse verzehren, verteilt auf fünf oder mehr Mahlzeiten. Ich muss gestehen, dass mir selbst diese empfohlene Ernährungsweise allenfalls im Urlaub gelingt, wenn meine griechische Schwiegermutter mich mediterran bekocht. Frau Hesse soll das aber jeden Tag bewältigen, und das ist erst der Anfang. Sie soll zusätzlich 600 – 800 g »oder mehr«, so die Empfehlung, an Getreide, Hülsenfrüchten, Kartoffeln und anderen pflanzlichen Nahrungsmitteln zu sich nehmen. Diese soll sie dann aber auf sieben Mahlzeiten verteilen.

Frau Hesse hat mir aufmerksam zugehört und mitgerechnet und schaut mich jetzt ungläubig an. »Ein Kilo Grünzeug?«

Ich nicke. »Ja. So ist das. Untergrenze. Besser: 1 ½ Kilo oder mehr.«

Gewichtsreduktion und gesunde Ernährung. Offenbar keine ganz leichte Sache. Lohnt sich der Aufwand überhaupt?

Was würde ich Frau Hesse sagen können, wenn sie mich fragen würde: Was bringt es eigentlich, wenn ich acht kg weniger wiege? Lebe ich dann länger? Frau Hesse hätte mit acht kg weniger einen BMI von 25.

Ich könnte ihr nicht genau sagen, wie ihre Lebenserwartung mit einem BMI von 28 oder von 25 aussieht. Ich glaube, das könnte niemand. Aber ich könnte ihr einen Satz aus der Leitlinie der Deutschen Gesellschaft für Kardiologie vorlesen: »Ein 40-jähriger Mann mit einem BMI von über 30 verliert fünf Jahre seines Lebens.« Dann würde ich mit ihr überlegen: Wie viele Jahre verliert wohl eine Frau von 43 mit einem BMI von 28? Drei Jahre? Zweieinhalb Jahre? Ein Jahr? Vorausgesetzt sie nimmt nicht zu und kommt auf einen BMI von 30. Alles nicht so einfach zu beantworten.

Und wenn sie jetzt noch auf eine gesunde Ernährung achtet? Was bringt das an zusätzlicher Lebenszeit und Gesundheit? Nun, wir erinnern uns: Eine 30-prozentige Reduktion des Risikos, an einer Herz-Kreislauferkrankung zu sterben, sagt uns die Deutsche Gesellschaft für Kardiologie.

Frau Hesse hat von diesen und ähnlichen Zahlen natürlich schon gehört. Deshalb will sie ja etwas in ihrem Leben ändern. Aber hat sie eine realistische Chance? Hat sie wirklich die Möglichkeit, ihr Gewicht dauerhaft von 82 auf 77 oder 72 kg zu reduzieren? Dauerhaft? Und hat sie tatsächlich eine Chance, als 43-jährige berufstätige Frau ihre Ernährung so wie empfohlen umzustellen? Ihre Ernährung, die wahrscheinlich schon jetzt gar nicht so »schlecht« ist. Soll man ihr eine Forderung zumuten, die sie wahrscheinlich zum überwiegenden Teil gar nicht erfüllen wird, vielleicht auch gar nicht erfüllen kann?

Dann muss man ihr aber auch die ganze Wahrheit sagen. Und die ist wesentlich komplizierter, als die Laienpresse und die medizinische Fachliteratur uns glauben machen wollen.

DÜNN = GESUND? Frau Hesse war das Gewichtsproblem ja bereits einmal angegangen. Mit einer Diät aus einer Frauenzeitschrift. Und hatte danach mehr gewogen als vorher. Ist sie einfach zu undiszipliniert? Soll ich ihr ins Gewissen reden? »Sie müssen abnehmen, aber bitte schön, dann das Gewicht auch halten.« Ist so etwas sinnvoll? Oder soll ich sie zu einer Diätberatung schicken?

Es gibt zahlreiche Untersuchungen zum Thema Gewichtsreduktion und zu den langfristigen Erfolgen. Durch intensive, kontrollierte Reduktionsprogramme lässt sich durchaus eine beachtliche Gewichtsreduktion erreichen. In mehreren Studien konnte gezeigt werden, dass ein Jahr nach Durchführung eines Gewichtsreduktionsprogrammes das Körpergewicht im Durchschnitt sieben kg niedriger ist als vorher – vorausgesetzt, das Programm wurde auch durchgehalten. Aber bereits nach zwei Jahren liegt der Unterschied nur noch bei drei kg und nach fünf Jahren lässt sich kaum noch ein Effekt erkennen.

Wenn man Frau Hesse auffordert, Gewicht zu reduzieren, muss man sie ehrlicherweise auch auf die schlechten Langzeitergebnisse aufmerksam machen und auch auf das Risiko, hinterher mehr zu wiegen. Wegen des inzwischen allseits bekannten Jo-Jo-Effekts, der zuletzt äußerst publikumswirksam von unserem ehemaligen Außenminister Fischer vorgelebt wurde. Frau Hesse ist mit ihrem Übergewicht nicht allein.

Wie ist es um das Gewicht der deutschen Bevölkerung bestellt? Sind die Deutschen zu dick? Der erste Eindruck ist klar: Sie sind es. Wir lesen es ständig in der Zeitung, in Fitnessmagazinen und auch in der medizinischen Fachpresse. Die Fettlawine rollt auf uns zu. Und das wäre natürlich auch ein Problem für die Krankenkassen. Denn die müssten für die gesundheitlichen Folgen aufkommen.

Die AOK hat, unter Federführung des Düsseldorfer Mediziners Bernd Richter, eine sehr aufwendige Studie zu dem Thema durchführen lassen und das Ergebnis 2007 veröffentlicht unter dem Titel »Analyse der Assoziation von Übergewicht und Adipositas Erwachsener mit der Gesamtsterblichkeit – ein systematischer Review«. Es wurden 182 sogenannte prospektive Kohortenstudien berücksichtigt. Bei einer prospektiven Kohortenstudie wird eine definierte Population über einen bestimmten Zeitraum, Jahre bis

Jahrzehnte, gezielt beobachtet und im Hinblick auf besondere Merkmale untersucht. In diesem Falle auf Gewicht, Krankheit und Sterblichkeit. Und das Ergebnis der AOK-Untersuchung? Zwischen 1991 und 1998 hat die Zahl der stark Übergewichtigen, also der Adipösen mit einem BMI > 30, nicht wesentlich zugenommen. Der höchste Anstieg wurde bei Männern in Westdeutschland verzeichnet: In dieser Gruppe nahm die Zahl der Adipösen um zwei Prozent zu. Demgegenüber war bei den Frauen in den östlichen Bundesländern ein Rückgang der Adipositas von 1,6 Prozent zu erkennen. Noch frappierender erscheint eine andere Feststellung: Übergewicht, also ein BMI zwischen 26 und 30, und Adipositas, also ein BMI zwischen 30 und 35, stellen kein relevant erhöhtes Risiko für die Sterblichkeit dar. Erst ab einem BMI von mehr als 35 nimmt die Sterblichkeit deutlich zu. Und ebenso ist ein sehr niedriger BMI unter 18,5 mit einer erhöhten Sterblichkeit verbunden. Einen BMI von 18 hat ein 175 cm großer Mensch, der 56 kg wiegt. Schon etwas verwirrend.

Im Jahre 2007 erschien dann in einer weltweit renommierten medizinischen Fachzeitschrift, dem *Journal of the American Medical Association*, eine Arbeit unter der Erstautorschaft von Kathrin Flegal. Kathrin Flegal ist Epidemiologin an der amerikanischen Gesundheitsbehörde Centers for Disease Control and Prevention (CDC). Zwischen 1971 und 1994 war eine große repräsentative Stichprobe amerikanischer Bürger erfasst worden, um die Gesundheit und den Ernährungszustand der Bevölkerung abzuschätzen. Die Erhebung hatte den Namen: National Health and Nutrition Examination Survey, kurz: NHANES. Diese Daten sowie die Daten weiterer Erhebungen aus den Jahren 1999 bis 2004 wurden von Kathrin Flegal mit den Erhebungen der Nachbeobachtungszeit bis 2004 kombiniert. Insgesamt wurden Daten von über 2,3 Millionen erwachsenen US-Bürgern ausgewertet. Es wurde die übliche Einteilung in untergewichtig (BMI < 18,5), normalgewichtig (BMI 18,5 – < 25), übergewichtig (BMI 25 bis 30) und adipös (BMI > 30) vorgenommen.

Das Ergebnis hat die meisten Mediziner überrascht. Bei den Übergewichtigen lag die Sterblichkeit gegenüber den Normalgewichtigen geringfügig niedriger. Eine erhöhte Sterblichkeit hatten die Untergewichtigen und die Adipösen, also die ganz Dünnen und die ganz Dicken. Frau Hesse läge mit ihrem BMI von 28 genau in der Gruppe der Menschen, die am längsten leben. Also: Dicke leben länger.

Ob dem tatsächlich so ist, wird man wohl nicht abschließend beurteilen können. Aber eines lässt sich mit Sicherheit sagen: Das Thema BMI, Übergewicht, Gewichtsreduktion und Sterblichkeit ist komplizierter, als es zunächst scheint. Vielleicht wurden Übergewicht und insbesondere der BMI in den letzten zehn Jahren einfach überbewertet. Und hier erinnern wir uns an Frau Hesses Selbsteinschätzung ganz am Anfang des Gesprächs:»Sehen Sie sich doch mal meinen Hintern an«, hatte sie etwas salopp gesagt, als ich mich von ihrem Übergewicht nicht so beeindruckt gezeigt hatte. Heute nimmt man an, dass nicht das Übergewicht der entscheidende Faktor bei der Entstehung von Krankheiten wie Diabetes mellitus und Arteriosklerose ist, sondern die Fettverteilung. Wie jeder weiß, zeigt die Fettverteilung bei verschiedenen Menschen ganz erhebliche Unterschiede. Männer neigen eher zu Fettansatz am Bauch – klassisch ist der Bierbauch –, Frauen setzen das Fett eher am Gesäß und an den Hüften an. Diese beiden typischen Verteilungsmuster werden als androider (= männlicher) und gynäkoider (= weiblicher) Fettverteilungstyp bezeichnet. Der androide Typ scheint gesundheitlich riskanter zu sein. Deshalb wird in epidemiologischen Untersuchungen heute auch neben dem BMI ein anderer Wert berücksichtigt: der Taillenumfang. Als Grenzwerte gelten bei Männern 94 cm, bei Frauen 80 cm. Was darüber liegt, gilt als gesundheitlich riskant. Allerdings sollte man nach den eigenartigen und widersprüchlichen Erfahrungen mit dem BMI auch dieser Messgröße gegenüber eine gewisse Skepsis zeigen. Welche Bedeutung dem Taillenumfang in Zukunft zukommt und welche Empfehlungen oder gesundheitspolitischen Forderungen sich aus diesen Angaben ergeben, das wird heute niemand sicher sagen können. Übrigens: Frau Hesse hat einen Taillenumfang von 72 cm.

Und wie sieht es mit der Ernährung aus? Ich habe heute etwas Zeit und die ganze Sache interessiert mich. Schließlich arbeite ich ja gerade an einem Buch über Krankheit und Gesundheit und Gesundbleiben. Schon als ich mit Frau Hesse über die Empfehlungen der Deutschen Gesellschaft für Ernährungsforschung gesprochen habe, hatte sie ja etwas ungläubig reagiert. Ein Kilogramm Obst und Gemüse und Hülsenfrüchte und Kartoffeln oder noch mehr. Ich konnte mir ja selbst die Menge kaum vorstellen. Frau

Hesse ist, trotz ihrer beruflichen Belastung, eine versierte Hausfrau. »Also, Herr Doktor, so viel kann ein Mensch doch gar nicht essen.« Frau Hesse kocht, wie so viele Menschen, allerhand nach Rezepten aus Kochbüchern und Zeitschriften. Und natürlich achtet sie auf Kalorien und Fett und frische Sachen. Und was sie mir schildert, klingt gar nicht so schlecht. Natürlich ist auch mal was Deftiges dabei, wie sie sagt, und auch mal etwas Wein zum Essen und für den Mann ein Bier – und, auf meine Nachfrage, gelegentlich auch Chips. »Aber doch nur alle zwei Wochen oder so«, sagt sie mir etwas vorwurfsvoll. Und in der Stadt isst sie auch mal ein Eis. 113

Ich glaube, es wäre schwierig, einen genauen Eindruck zu bekommen, was in Frau Hesses Familie alles so gegessen wird. Ich habe das Gefühl, keine Gesundheitsfanatiker vor mir zu haben, aber ganz so schlecht ist der Kostaufbau der Familie nicht. Irgendwie: vage. Keine deutsche Schwerkost, keine mediterrane Idealdiät. Und ich komme ins Grübeln.

Die Deutsche Gesellschaft für Kardiologie sagt mir, dass sich durch eine mediterrane Kost die Sterblichkeit an Herz-Kreislauferkrankungen um 30 Prozent reduzieren lässt. Und sie teilt mir genau mit, wie die Kost aussieht. Bis in den Milligrammbereich hinein. Vom Obst über Cholesterin bis hin zu den Omega-3-Fettsäuren und dem Anteil von Nüssen an der Gesamtkalorienzahl. Und ich frage mich: Wie sieht eigentlich die Kost aus, der die mediterrane Diät gegenübergestellt wird? Wie sieht die Kost aus, an der 30 Prozent mehr Menschen sterben als mit der gesunden Kost? Diese Kost wird uns von den Ernährungswissenschaftlern nie genannt. Wir hören nur pauschal: zu viel, zu fett, zu süß, zu wenig Obst, zu wenig Gemüse, zu wenig Ballaststoffe. Und so etwas ist natürlich, streng genommen, unredlich. Die Angabe: Durch mediterrane Kost lässt sich die Sterblichkeit um 30 Prozent reduzieren, ist zweifelhaft, wenn wir die Vergleichskost nicht kennen.

Damit kommen wir zu einem sehr heiklen Thema. Wir wissen im Grunde nur sehr wenig über die Ernährungsgewohnheiten der Menschen in Deutschland. Es ist zwar bekannt, wie viele Tonnen Butter von 80 Millionen Deutschen im Jahr gegessen werden oder wie viel Alkohol verkauft wird. Wie sich die Mengen aber auf die einzelnen Individuen verteilen, ist nur sehr unzureichend erfassbar. Es gab bisher kein zuverlässiges Instrument, um die tatsächlichen Ernährungsgewohnheiten zu registrieren. Das gilt für so banale Dinge wie die Menge an Ballaststoffen, die ein Mensch zu sich nimmt und wieder ausscheidet und mehr noch für so problematische Angelegenheiten wie den Alkoholkonsum.

Ist schon die Erfassung der tatsächlichen Ernährungssituation außerordentlich schwierig und weit davon entfernt, nach validierten Kriterien zu erfolgen, so sind die Empfehlungen, wie eine »gesunde Ernährung« aussehen sollte, noch schwieriger.

Wenn wir jemandem raten, eine medizinische Maßnahme durchzuführen, so sollten wir in der Lage sein, den Nutzen dieser Maßnahme zu belegen. Man nennt diese Vorgehensweise evidenzbasierte Medizin, EBM. Im Hinblick auf eine gesunderhaltende Ernährung sind bisher die EBM-Standards ziemlich niedrig angesetzt. Die meisten Empfehlungen zur Ernährung sind keineswegs so gesichert, wie es scheint. Es handelt sich überwiegend um sogenannte Expertenmeinungen. Und wenn man sich mit der entsprechenden Literatur beschäftigt, wird man erstaunt sein über die Zahl divergierender Meinungen und mehr noch über die autoritative Sicherheit, mit der Empfehlungen zu Forderungen werden. Insgesamt hat dieser Mangel an Evidenz und Transparenz zu einer »Trivialisierung« dieses Themas geführt, wie die Epidemiologin Anja Kroke 2002 geschrieben hat, und damit zu einem Verlust der Glaubwürdigkeit aller Ernährungsempfehlungen.

Als Frau Hesse gegangen war, blättere ich etwas in der Ärztezeitung. Die ist fast so etwas wie die Bildzeitung für den Arzt: aktuelle Themen, griffig aufgearbeitet. Ich lege sie gern auf meinen Schreibtisch, wenn ich als Zwischenmahlzeit schnell ein Croissant und ein Käsebrötchen esse. Die krümeln immer so. Jetzt ist also etwas Zeit für die Zwischenmahlzeit. Und was lese ich da in der Ärztezeitung? Im berühmten British Medical Journal ist eine Analyse von zwölf großen Studien veröffentlicht worden, die die Daten von insgesamt 1,5 Millionen Menschen berücksichtigt. Das Ergebnis: Die Sterblichkeit an Herz-Kreislauferkrankungen lässt sich durch eine mediterrane Diät um neun Prozent reduzieren. Neun Prozent?, denke ich. Aber laut Deutscher Gesellschaft für Kardiologie lassen sich doch 30 Prozent der Todesfälle verhindern. Ich bin verwirrt.

Am 8. Mai 2009 stehe ich am Bahnhof in Braunschweig. Ich habe eine Fahrkarte nach Düsseldorf in der Tasche und mein Manuskript dieses Buches. Ich möchte meine Lektorin besuchen.

Und wie es so ist: Der Intercity nach Hannover, wo ich umsteigen muss, hat Verspätung, und ich werde meinen Anschlusszug nicht bekommen. Ich werde also eine Stunde später in Düsseldorf sein. Ärgerlich. Dafür habe ich jetzt etwas Zeit und versorge mich in der Bahnhofsbuchhandlung mit Lesestoff. Vom *Spektrum der Wissenschaft* kaufe ich die Magazine »Liebe, Sex und Partnerschaft« und »Mental fit durch Bewegung«. Und schließlich das Heft »Neue Strategien gegen Krebs«. In diesem begegnet mir ein alter Bekannter: Das Deutsche Institut für Ernährungsforschung in Potsdam-Rehbrücke. Das ist die Forschungseinrichtung, die als »gesamtgesellschaftliche Zielsetzung« für die deutsche Bevölkerung einen Ziel-Body-Mass-Index zwischen 21 und 23 vorgibt und den Konsum von 1 bis 1,5 kg Gemüse und Obst pro Tag. Der Direktor des Instituts, Professor Dr. Heiner Boeing, gibt ein sympathisch offenes und verständliches Interview. Unter anderem geht es in dem Gespräch um Obst und Gemüse. Und die aktuellen Daten aus großen Untersuchungen. Herr Boeing berichtet über die Einberufung eines Expertengremiums der internationalen Krebsforschungsagentur in Lyon im Jahre 2003. Ziel war es, die wissenschaftliche Literatur zum Thema Obst, Gemüse und Krebsrisiko erneut zu prüfen. Das Ergebnis war ernüchternd. Bei einigen Krebsformen ließ sich keine Korrelation zwischen Krebsrisiko und der Menge des verzehrten Gemüses und Obstes mehr feststellen. Und Professor Boeing resümiert: »Der Prozentsatz von vermeidbaren Krebsfällen dürfte deutlich geringer sein« als die 23 Prozent, von denen zuvor ausgegangen worden war.

Dann wird es richtig kompliziert: Sowohl Obst als auch Gemüse scheinen einen schützenden Effekt gegenüber Speiseröhrenkrebs, eventuell auch Magen-, Mundhöhlen-, Rachen- und Kehlkopfkrebs zu haben. Nicht beeinflusst durch Gemüse und Obst werden aber die häufigsten Krebsformen bei Frauen und Männern: Brustkrebs und Prostatakrebs. Die Häufigkeit des Dickdarmkrebses wird günstig beeinflusst durch Gemüse, nicht aber durch Obst. Bei Lungenkrebs ist es umgekehrt.

Bei Eierstock- und Nierenkrebs dagegen spielt der Gesamtverzehr weder von Obst noch Gemüse eine Rolle. Dafür scheinen Zwiebeln und Wurzelgemüse einen schützenden Effekt zu haben. Bei Harnblasenkrebs gibt die Datenlage nichts her.

Außerdem ist die Sache, so erklärt uns Professor Boeing, noch komplizierter. Je höher der ursprüngliche Obst- und Gemüsekonsum ist, desto geringer ist der Effekt einer weiteren Erhöhung im Hinblick auf die Absenkung des Krebsrisikos.

Und da der Obst- und Gemüseverzehr der meisten Menschen in Deutschland schon jetzt gar nicht so schlecht ist, nämlich bei über 300 g pro Tag liegt, wird man durch eine weitere Steigerung keinen ganz großen Effekt erwarten können.

Und schließlich spricht Professor Boeing noch ein Thema an, das die tägliche Beobachtung bestätigt: Es gibt durchaus Menschen, die zu dick sind und nie einen Diabetes mellitus bekommen, und Menschen, die sich völlig ungesund ernähren und hochbetagt an Altersschwäche sterben. Also scheint die »genetische Disposition«, die ererbte Anlage, eine beachtliche Rolle zu spielen in der schützenden und schädigenden Wirkung bestimmter Nahrungsmittel. Vereinfacht gesagt: Was für den einen gut ist, muss nicht unbedingt für den anderen auch gut sein. Wir wissen, so Boeing, darüber nur wenig.

Wir wissen nur wenig. Dies scheint mir eine der zentralen Erkenntnisse zu sein, wenn ich die Ernährungsempfehlungen, die ich während der letzten zwanzig Jahre gelesen habe, vor meinem geistigen Auge Revue passieren lasse.

Wieder einmal komme ich ins Grübeln. Über den Wert von Ernährungsempfehlungen, das Körpergewicht, über die Zuverlässigkeit epidemiologischer Untersuchungen, über die Fachpresse und die Publikumszeitschriften.

Professor Boeing fasst in den letzten Sätzen eigentlich alles zusammen, was man zu der Materie sagen kann. Er wird gefragt, wie er es persönlich mit seiner Gesundheitsvorsorge hält. Und antwortet: »Ich bemühe mich, umzusetzen, was man derzeit mit einer gewissen Wahrscheinlichkeit als positiv für den Erhalt der Gesundheit erachten kann. Ich laufe 4- bis 5-mal in der Woche, rauche nicht, ich versuche meine Energieaufnahme zu reduzieren, ich achte darauf, viel Obst und Gemüse zu essen – und trinke hin und wieder ein Glas Bier.« Eine sympathisch-gelassene Stellungnahme, finde ich.

MEHR BEWEGUNG

Frau Dietz ist ungefähr so alt wie Frau Hesse, nämlich 42. Sie kommt sporadisch wegen ihres Sodbrennens und ihrer Oberbauchbeschwerden zu mir. Jetzt ist sie bei mir, weil das Sodbrennen wieder mal zugenommen hat. Sie meint, das hätte wohl mit Stress zu tun. Die viele Arbeit, der Zeitdruck. Wir unterhalten uns, ob mal wieder eine Magenspiegelung nötig ist, einigen uns dann aber darauf, erst einmal abzuwarten. Und dann hat sie noch etwas auf dem Herzen. Es geht um Sport und Fitness.

Zwei Freundinnen hatten ihr gesagt, sie müsse endlich mal was für sich tun. Sie sei zu träge und bewege sich viel zu wenig. Die Freundinnen sind etwa gleichaltrig und gehen regelmäßig zweimal in der Woche ins Fitnessstudio. Schon seit drei Jahren.

»Und?«, frage ich.

»Na ja, die sind schon fitter als ich. Und ein bisschen Leben will ich ja schließlich auch noch«, sagt sie.

Frau Dietz ist Bürokauffrau und arbeitet ganztags. Sie hat den üblichen Stress, mal mehr, mal weniger, insgesamt macht ihr die Arbeit Spaß. Ihr Mann hat sich vor acht Jahren von ihr getrennt. Sie hat eine siebzehnjährige Tochter, die ihr keinen Kummer macht. Und sie hat einen kleinen Hund, einen Mischling, den sie vor vier Jahren aus dem Tierheim zu sich genommen hat. Vormittags ist der Hund bei einer Nachbarin und nachmittags, wenn sie von der Arbeit kommt, dreht sie immer eine Runde mit dem Tier. Die Tochter isst mittags in der Schule, abends essen sie meistens etwas gemeinsam oder versuchen es zumindest. Oft ist die Tochter unterwegs und das Abendessen fällt spärlich aus oder entfällt ganz.

Und dann hat Frau Dietz noch ihren Vater. Seit die Mutter vor sieben Jahren an Brustkrebs verstorben ist, lebt er mit 74 Jahren allein in der großen Wohnung. Er kommt noch ganz gut zurecht und Frau Dietz geht zwei- bis dreimal in der Woche zu ihm, um seinen Haushalt »etwas auf Vordermann« zu bringen, wie sie sagt. Und manchmal macht sie sich Sorgen, wie es weitergeht mit dem Vater.

»Sagen Sie mal, haben Sie überhaupt die Zeit, auch noch in ein Fitnessstudio zu gehen?«

»Eigentlich nicht. Aber denken Sie nicht auch, dass es mal nötig ist?«

BEWEGUNGSMANGEL Für die meisten Menschen ist die Sache relativ klar. Bewegung ist gut, Übergewicht schlecht und die Ernährung soll gesund sein. Die meisten Menschen wissen das zwar, aber sie ignorieren es und richten sich nicht danach. Sie bewegen sich zu wenig, sind zu dick und ernähren sich ungesund.

Sie selbst würden das vielleicht nicht einmal so sehen, aber es wird ihnen oft genug gesagt. Von ihrer Umgebung, der Presse, der Werbung, aber auch von ihrem Arzt. Und der Arzt? Ich? Auch ich bin natürlich der Werbung und der Presse ausgesetzt und höre, was seit Jahren gepredigt wird. Und natürlich lese ich auch die entsprechende Fachliteratur und versuche, mich auf dem Laufenden zu halten.

Die gegenwärtige Lehrmeinung sagt zur körperlichen Aktivität Folgendes: Bewegungsmangel ist neben den klassischen Risikofaktoren Rauchen, Bluthochdruck, Fettstoffwechselstörungen und Alkoholkonsum eine der häufigsten Ursachen für ein verfrühtes Versterben in der deutschen Bevölkerung. Und einer der wichtigsten vermeidbaren Risikofaktoren. Es besteht eine lineare Beziehung zwischen körperlicher Aktivität und Überleben. Das heißt: Je aktiver ich bin, desto länger lebe ich. Und der moderne Mensch bewegt sich immer weniger.

Im Altertum galt körperliche Ertüchtigung als wichtige Maßnahme für die Gesunderhaltung. Wir kennen durchtrainierte Sportler von griechischen Vasenbildern und als Diskuswerfer, Läufer und Ringer in Marmor gehauen. Wir wissen mit den alten Römern, dass ein gesunder Geist in einem gesunden Körper wohnt: Mens sana in corpore sano.

Aber später? In den bäuerlich geprägten Gesellschaften der Neuzeit in Mitteleuropa dürfte eine körperliche Tätigkeit als gesundheitsfördernde Maßnahme wahrscheinlich keine Bedeutung gehabt haben. Eher im Gegenteil: Die gesamte technische Entwicklung der Neuzeit ist darauf ausgelegt, körperliche Belastungen zu verringern und uns das Leben leichter zu machen. Durch die Technisierung der Landwirtschaft und des Handwerks, durch bequeme Transportmittel, durch Maschinenbau und Elektrifizierung. Das Leben wurde leichter.

Aber erst schleichend, dann immer intensiver, begannen wir genau diese Erleichterung als Mangel zu empfinden. Die Natur begann uns fremd zu werden, und schließlich wurde uns der eigene Körper fremd. Es entstanden Generationen von blassen, körperlich geschwächten Stadtmenschen, die sich in lange Röcke, Hosen und Hemden mit Stehkragen verpackten und schließlich feststellten, dass sie offenbar etwas verloren hatten, was eigentlich zum Menschsein gehört: Bewegung, Schweiß, Körperlichkeit,

Natur. Und so entstanden immer wieder die mehr oder weniger populären Bewegungen, die dieser gespürten Fehlentwicklung entgegenwirkten.

Auch in Deutschland kam es zu einem wachsenden Bedarf an sportlichem Ausgleich, der sich in unterschiedlichster Weise manifestierte: Sportvereine wurden gegründet, Fußballclubs, es gab eine Wandervogelbewegung. Und schließlich staatlich verordnete Ertüchtigungsprogramme in der Nazi-Zeit und später während des real existierenden Sozialismus. Wir alle kennen die Propagandabilder dieser Zeit mit gesunden, sportlichen und starken jungen Männern und Frauen. Dann kam der Krieg.

Die Nachkriegszeit war in ganz Europa zunächst geprägt von Nahrungsmittelknappheit, eine durch die äußeren Verhältnisse diktierte, niedrig-kalorische Diät und harte körperliche Arbeit. Zumindest in Westdeutschland hielt diese Phase nur wenige Jahre an. Und es kam zu dem bekannten Wirtschaftswunder und der Fresswelle. Die Deutschen nahmen wieder zu und versuchten, sich ihr zuvor entbehrungsreiches und durch körperliche Arbeit belastetes Leben wieder bequem einzurichten. Mit Erfolg. Und in dem Maß, in dem das Leben wieder einfacher wurde, kehrte auch die körperliche Trägheit zurück. Und es kamen wieder die Zivilisationskrankheiten.

BEQUEM UND KRANK Diese Entwicklung zur körperlichen Trägheit betrifft alle westlichen Länder. Und seit den 50er-Jahren des vorigen Jahrhunderts wird sie als Problem erkannt. Epidemiologische Untersuchungen in den USA und England gaben Hinweise darauf, dass Menschen, die in körperlich anstrengenden Berufen arbeiten, weniger häufig einen Herzinfarkt bekommen als solche mit sitzender Tätigkeit. Allerdings stellte sich heraus, dass diese Untersuchungen erhebliche methodische Mängel aufwiesen. In den 1960er-Jahren wurden die Methoden verbessert und die Ergebnisse aussagekräftiger. Als Meilenstein der epidemiologischen Forschung gilt die berühmte Harvard Alumni-Studie.

Der Epidemiologe Ralph Paffenbarger veröffentlichte 1978 eine Untersuchung, in der er körperliche Bewegung in Beziehung zur Lebenserwartung setzte. Das Ergebnis war eindeutig: Je mehr sportliche Aktivität ein Mensch während seines Lebens entwickelt, desto länger lebt er.

Es gibt verschiedene Möglichkeiten, körperliche Aktivität zu quantifizieren. Paffenbarger und die meisten nach ihm benutzten den Kalorienverbrauch als Maßstab. In aller Regel werden Menschen mit einem wöchentlichen Kalorienverbrauch zwischen 0 und 500 kcal als körperlich inaktiv eingeschätzt. Wer 3000 kcal oder mehr bei körperlicher Arbeit verbrennt, ist schon sehr aktiv. Dazwischen liegen die Bereiche, die als moderat eingestuft sind. Zur Orientierung: Um 100 kcal zu verbrennen, müssen wir eine Stunde Rad fahren.

Paffenbarger ging folgendermaßen vor: Er ermittelte zunächst 16 000 Harvard-Studienabgänger der Jahre 1962 – 1978. Dann ermittelte er die Menge an wöchentlicher körperlicher Aktivität dieser Personen und ordnete alle Befragten in eine von acht Gruppen ein. In der ersten Gruppe waren die sehr Bewegungsarmen. Sie verbrannten 0 – 500 kcal pro Woche durch körperliche Aktivität. Es folgten weitere Gruppen in Steigerungen um jeweils 500 kcal. Die letzte Gruppe war die der sehr Aktiven. Diese verbrannte beim Sport mehr als 3500 kcal. Und das Ergebnis: Je mehr Sport der Mensch pro Woche und im Laufe seines Lebens treibt, desto länger lebt er. Die Beobachtungen wurden dann in mehreren Etappen fortgesetzt und die Ergebnisse publiziert. Die Harvard Alumni-Studie wurde zur grundlegenden Untersuchung, in der Bewegungsmangel als Risikofaktor für eine verfrühte Sterblichkeit nachgewiesen wurde. Seither wurden diese Ergebnisse in zahlreichen Übersichten immer wieder vorgestellt, und es wurden zahlreiche ähnliche Untersuchungen durchgeführt.

Und die Beobachtungen von Paffenbarger wurden bestätigt. Heute gilt ein linearer Zusammenhang zwischen Bewegungsmangel und Sterblichkeit als gesichert. Je mehr Sport, desto besser. Durch intensive sportliche Aktivität, so das zusammengefasste Ergebnis, lässt sich die Sterblichkeit um 50 Prozent reduzieren. Eine beachtliche Zahl, belegt durch Studien, die mehrere hunderttausend Menschen umfassen.

Insgesamt scheinen die Daten der großen epidemiologischen Studien Folgendes auszusagen: Menschen, die sich kaum bewegen, die also zwischen 0 und 500 kcal durch körperliche Arbeit verbrennen, haben eine verfrühte Sterblichkeit gegenüber solchen, die sich regelmäßig körperlich belasten. Dieser Vorteil körperlicher Arbeit macht sich bereits bei moderater Aktivität bemerkbar und wird deutlich bei intensivem Training. Als optimal wird von den meisten Experten ein körperliches Training an fünf bis sieben Tagen in der Woche für die Dauer von 30 bis 60 Minuten angesehen. Dabei sollten 50–70 Prozent der maximalen Leistungsfähigkeit erreicht werden. Man sollte sich also anstrengen und auch anfangen zu schwitzen.

Auf diese Weise ließe sich das Risiko gravierender Herz-Kreislauferkrankungen ebenso reduzieren wie das Risiko, überhaupt früher zu sterben. Die Angaben hierüber sind variabel. Bei Paffenbarger ließen die Zahlen eine 50-prozentige Reduktion der Sterblichkeit durch intensiven Sport vermuten. Sehr optimistische Experten rechnen mit einer 90-prozentigen Reduktion der koronaren Herzkrankheit. Die meisten Autoren prognostizieren eine Reduktion der Sterblichkeit im Bereich von 25 bis 35 Prozent.

In dem Maße, in dem die ersten Erkenntnisse dieser epidemiologischen Untersuchungen bekannt wurden, entwickelte sich in Deutschland und vielen anderen Ländern das Gefühl, wir müssten körperlich wieder aktiv werden. In Deutschland wurde die Trimm-dich-Bewegung populär, inzwischen ist sie, unter diesem Namen, längst vergessen. Dafür entstehen seit den 1990er-Jahren vermehrt Fitnessstudios, in denen sich körperlich unterforderte Menschen in ihrer Freizeit die aus ihrer Sicht nötige Bewegung verschaffen. Diese Einsicht hat sich am Anfang des dritten Jahrtausends überall in Deutschland, in den Städten und auf dem Lande, ausgebreitet. Die Menschen quälen sich in Studios, trainieren für Marathon- und Halbmarathonläufe, sie machen, vorzugsweise in Gruppen, Nordic Walking und investieren viel Geld in hochwertiges Equipment.

BEWEGUNGSPFLICHT Aber neben dieser Gruppe der Aktiven entwickelt sich eine andere, die offenbar weniger tut. Die körperlich träge und zu dick ist und sich ungesund ernährt. Experten schätzen, dass sich in Deutschland nur 13 Prozent der Menschen derart körperlich bewegen, dass ein präventiver Nutzen zu erwarten ist. 30 Prozent sind kaum körperlich aktiv und 45 Prozent treiben keinen Sport.

Wir haben im vorigen Kapitel die Empfehlungen und Forderungen der deutschen Herzspezialisten zum Thema Übergewicht und Ernährung kennengelernt. Mit Leitlinien zur Prävention von Herzkrankheiten aus den Jahren 2005 und 2007. In denselben Leitlinien formuliert die Deutsche Gesellschaft für Kardiologie sehr genaue Vorstellungen, wie viel Sport der Erwachsene Deutsche pro Tag zu treiben hat und wie intensiv sich Kinder bewegen sollten. Ausdrücklich wird 2005 gefordert, bereits Kinder 60 Minuten am Tag an sieben Tagen in der Woche auf einem mittleren bis hohen Leistungsniveau trainieren zu lassen. 2007 wird die Forderung auf ein bis zwei Stunden Sport ausgedehnt und die tägliche Schulsportstunde als Notwendigkeit erkannt. Der Erwachsene sollte an mindestens fünf Tagen in der Woche 30 Minuten trainieren, um die »festgelegte Kalorienzahl«, so die Leitlinie, zu erreichen. Das Training soll »anstrengend« sein und »zur Schweißproduktion führen«.

Dieser Trend wird sich unzweifelhaft fortsetzen. Schon die Leitlinie der Deutschen Gesellschaft für Kardiologie von 2005 betont die Notwendigkeit, ihre Empfehlungen behördlich überwachen zu lassen. So wird den Hausärzten in Deutschland pauschal unterstellt, sie stellten zu häufig »Gefälligkeitsgutachten zur Befreiung vom Sportunterricht« aus. Und es wird gefordert, »Befreiungen deshalb stets vom Amtsarzt überprüfen zu lassen«. Und die Politik wird – in einer medizinischen Leitlinie – imperativ aufgefordert, vermehrt Anstrengungen zu unternehmen, dem Sportunterricht einen größeren Stellenwert in der Gesundheitserziehung einzuräumen.

Wenn wir jetzt noch an die schönen durchtrainierten Körper denken, die uns auf den Reklametafeln der Fitnessstudios und der Gesundheitsindustrie begegnen, so erkennen wir in ihnen eigenartige Wiedergänger der kraftstrotzenden gesunden Menschen der Nazi-Zeit und des sozialistischen Realismus. Und wir sind dann doch ein klein wenig irritiert.

UND WOZU? Was kann ich Frau Dietz jetzt also sagen zum Thema körperliche Aktivität und längeres Leben? Um es vorwegzunehmen: Eine einfache Antwort gibt es nicht.

Zunächst mal kann ich ihr natürlich erklären, was zur Zeit medizinische Lehrmeinung ist. Der Nutzen körperlicher Aktivität gilt als nachgewiesen. Daran besteht kein Zweifel. Je mehr Sport, desto besser für die Gesundheit. Die Sterblichkeit lässt sich, so scheint es, bei moderatem Sport um 25 Prozent reduzieren, bei sehr aktivem Sport um bis zu 35 Prozent. Das kann man Frau Dietz also schon mal mitteilen. Bei genauerem Hinsehen wird die Sache dann aber doch komplizierter.

Die Probleme fangen schon bei der berühmten Harvard Alumni-Studie von Ralph Paffenbarger an. Wir erinnern uns: Paffenbarger hatte seine Probanden, je nach ihren körperlichen Aktivitäten in eine von acht Gruppen geordnet, beginnend bei den ganz furchtbar trägen und endend mit den sportlich extrem Aktiven. Dazwischen sechs Gruppen Mittelfeld. Das Ganze sah dann so aus: 123

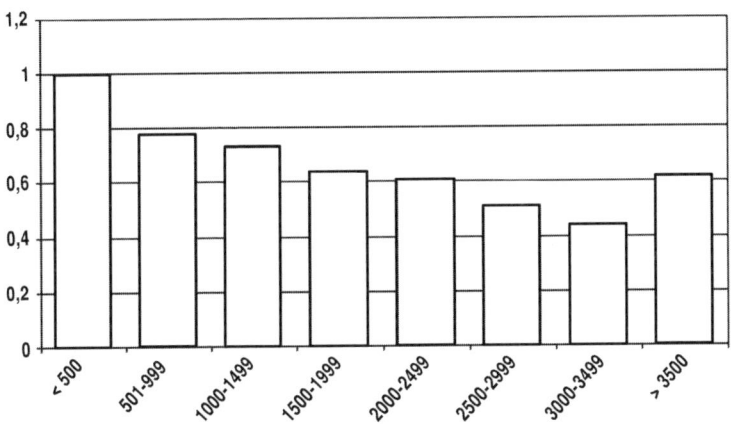

Abbildung 1

Zur ersten Orientierung: Je höher der Balken, desto höher die Sterblichkeit. Je niedriger der Balken, desto länger das Leben. Balken 1 steht für diejenigen, die sich kaum bewegen. Sie verbrennen 0 bis 500 kcal in der Woche durch körperliche Aktivität. Sie haben die höchste Sterblichkeit. Diese wurde als 1 bezeichnet. Das Sterblichkeitsrisiko der anderen Gruppen wurde zu dem der ersten Gruppe in Bezug gesetzt. Auf diese Weise lässt sich eine relative Risikoreduktion angeben.

Die übliche Interpretation dieser Balken und die übliche plakative Folgerung daraus klingt so: Durch Sport lässt sich das Risiko, an Herz-Kreislauferkrankungen zu sterben, um mehr als 50 Prozent reduzieren. Denn das relative Risiko, zu früh zu sterben, liegt für die Leute, die 0 – 500 kcal pro Woche verbrauchen, bei 1. Dargestellt im 1. Balken. Im Balken 7 ist das Sterblichkeitsrisiko von Leuten abgebildet, die 3000 – 3499 kcal pro Woche verbrennen. Es liegt bei 0,46, also mehr als 50 Prozent niedriger als das der Bewegungsarmen aus Gruppe 1. Das könnte man Frau Dietz schon einmal sagen. Aber man kann an dem Schaubild noch mehr ablesen. Wenn wir uns die Höhe der Balken 1 – 8 ansehen, so lässt sich ein U-förmiger Verlauf erkennen. Das heißt, dass ein hohes vorzeitiges Sterblichkeitsrisiko bei den ganz Inaktiven und den sehr Sportlichen besteht. Das wäre die zweite Schlussfolgerung, die für Frau Dietz wichtig sein könnte: Sie soll nicht den ganzen Tag im Bett liegen oder auf der Couch sitzen, aber sie soll auch nicht ihre ganze Freizeit mit schweißtreibendem Sport zubringen, damit sie nicht in die Gruppe rutscht, die mehr als 3500 kcal/Woche verbraucht.

Und was kann man der Kurve noch entnehmen? Schauen wir uns einmal den ersten Balken an, der die Sterblichkeit der Menschen anzeigt, die pro Woche 0 – 500 kcal durch körperliche Aktivität verbrennen. Was sind das für Leute? Die, sagen wir mal, nur 35 kcal am Tag verbrennen? Oder zehn? Oder null? Diese Gruppe von Menschen ist doch schon sehr auffällig. Manche sind wahrscheinlich bettlägerig oder beinamputiert. Frau Dietz mit ihrer sitzenden Bürotätigkeit wird sich bestimmt nicht als sportlich bezeichnen. Aber als alleinerziehende Mutter, die sich um ihre Arbeit, das Kind, den Haushalt und den Hund kümmert, verbrennt sie bestimmt mehr als 500 kcal/Woche. Wenn wir jetzt einmal diese körperlich stark eingeschränkten Menschen, die sich kaum bewegen, unberücksichtigt lassen, so ist der Kurvenverlauf zwischen Gruppe 2 und Gruppe 7 relativ flach. Das heißt, das Sterblichkeitsrisiko unterscheidet sich nur geringfügig.

Stellen wir uns jetzt einmal vor, dass Frau Dietz zwar nicht besonders sportlich, aber doch ganz gut in Bewegung ist und etwa 600 kcal pro Woche verbrennt, dann findet sie sich in Gruppe 2 wieder. Ihr relatives Risiko, vorzeitig zu sterben, liegt knapp unter 0,8 gegenüber den völlig Reglosen aus Gruppe 1. Und jetzt macht sie also Fitnesstraining und Nordic Walking. Nicht sehr intensiv, aber sie verbrennt immerhin 1500 kcal. Damit reduziert sie ihr Sterblichkeitsrisiko auf knapp unter 0,6. Also um nicht ganz 20 Prozent gegenüber ihrem Ausgangsniveau. Wohl gemerkt: Wir sprechen hier von einem relativen Risiko. Wenn sich Frau Dietz damit nicht zufriedengibt und jetzt noch mehr Sport treibt und mit ihrem Kalorienverbrauch auf 2400 kcal/Woche kommt, erreicht sie Gruppe 5. Und der Balken hier? Wie hoch ist der? Er ist praktisch genauso hoch wie der Balken in Gruppe 4. Sie reduziert also durch intensiven Sport ihr relatives Sterblichkeitsrisiko von 0,8 auf 0,6, also um 20 Prozent. Sie würde mich jetzt wahrscheinlich etwas ratlos ansehen und mich fragen: Ist das viel? Was könnte ich ihr sagen? Ich könnte mit ihr über ihr Sterblichkeitsrisiko während der nächsten zehn Jahre sprechen. Dazu könnte ich die üblichen Risiko-Scores verwenden, die wir ja schon kennengelernt haben. Ihr Risiko dürfte sehr gering sein und ihre Lebenserwartung sehr hoch. Ich vermute, so um die 82 Jahre. Und dann könnte ich versuchen zu ermitteln, wie ihr aktueller wöchentlicher Kalorienverbrauch ist und ihr dann errechnen, wie viel mehr sie verbrennen muss, um eine Risikoreduktion von, sagen wir mal, 0,2 Punkten zu erreichen, also um von Gruppe 2 in Gruppe 4 zu kommen. Dann könnte man das wahrscheinlich in verlängerter Lebenserwartung ausdrücken. Das wäre alles recht aufwendig und wahrscheinlich auch mit vielen Unsicherheiten behaftet.

Man könnte die Sache auch anders angehen. Paffenbarger nahm an, durch frühzeitige körperliche Aktivität ließe sich eine Zunahme der Lebenserwartung um ein bis zwei Jahre erreichen. Vorausgesetzt, man startet als völlig Inaktiver in Gruppe 1 und endet als hochmotivierter sportlicher Typus in Gruppe 7. Wie sieht es aber aus, wenn man als mäßig aktiver Mensch in Gruppe 2 startet und es mit intensiver Aktivität in Gruppe 5 schafft? Ich kenne dazu keine zuverlässigen Daten.

Und Frau Dietz? Wäre sie beeindruckt?

EINE NÜCHTERNE BILANZ Am 20.09.2008 stand in der *Braunschweiger Zeitung* ein ausführlicher Artikel. Und zwar ganz oben auf Seite eins. Sozusagen der Aufmacher. Die Schlagzeile lautete: »Eine Stunde Sport pro Woche rettet Leben.« Und in der Unterzeile stand: »Todesursache Nummer 1 sind Herz-Kreislauf-Erkrankungen – regelmäßige Bewegung halbiert das Risiko.«

In diesem Artikel ging es um unser Thema: Regelmäßige körperliche Aktivität reduziert das Risiko, an einem Herzinfarkt zu sterben. Es ging um die zahlreichen Untersuchungen, in denen die Sterblichkeit einer sportlich aktiven Population mit derjenigen einer sportlich nicht aktiven Population verglichen wurde. Und die Ergebnisse dieser Untersuchungen: Schon durch wenig Sport lässt sich die Infarktsterblichkeit halbieren. Das klingt doch gut.

Stellen wir uns jetzt einmal Herrn Dierks vor. Er ist 42 Jahre alt und sitzt morgens beim Frühstück und liest in seiner *Braunschweiger Zeitung*. Und darin die Schlagzeile mit der körperlichen Bewegung und dem Herzinfarkt. Dann könnte er natürlich glauben: »Das ist ja wunderbar. Durch regelmäßige körperliche Bewegung kann ich mein Risiko, an einer Herz-Kreislauferkrankung zu sterben, halbieren. Da kann ich ja mit ganz geringem Aufwand etwas wirklich Wirksames tun.«

Damit hätte er natürlich recht. Aber auch wieder nicht. Schauen wir uns Herrn Dierks genauer an. Er raucht nicht und hat keine Zuckerkrankheit. Sein LDL-Cholesterinwert ist mit 132 mg/dl etwas erhöht, sein HDL-Cholesterin mit 44 mg/dl vielleicht etwas niedrig. Die Triglyceride liegen bei 110 mg/dl. Sein Blutdruck wird mit 128/88 mmHg gemessen. Mithilfe einer Tabelle, dem sogenannten PROCAM-Score, lässt sich aus diesen Werten sein Risiko, innerhalb der nächsten zehn Jahre einen Herzinfarkt zu bekommen, ermitteln. Es liegt bei zwei Prozent.

Also: Von 100 Männern mit den Merkmalen von Herrn Dierks werden zwei in den nächsten zehn Jahren einen Herzinfarkt erleiden. Und 98 nicht. Nehmen wir jetzt einmal an, die 100 Menschen treiben keinen Sport und der Herzinfarkt, den zwei Personen erleiden, ist tödlich. Und nehmen wir jetzt wieder eine Gruppe von 42-jährigen Männern und lassen sie sich regelmäßig bewegen, wie in der *Braunschweiger Zeitung* empfohlen, dann reduziert sich die Sterblichkeit um 50 Prozent. Statt zwei Menschen aus dieser Gruppe stirbt einer.

Das heißt: Es müssen hundert Menschen Sport treiben, damit einer von ihnen einen Zeitraum von zehn Jahren überlebt. Die anderen 99 wären auch ohne Sport nicht gestorben. Die number needed to treat liegt also bei hundert. Über einen Zeitraum von zehn Jahren.

Die Aussage in der *Braunschweiger Zeitung* müsste also, bezogen auf Herrn Dierks, korrekt so lauten: Eine Stunde Sport in der Woche multipliziert mit hundert rettet ein Leben in zehn Jahren. Der Leser und die *Braunschweiger Zeitung* kennen sich wahrscheinlich mit dem kleinen, aber wichtigen Unterschied nicht aus, den wir im ersten Kapitel kennengelernt haben. Wenn von hundert Menschen zwei sterben und durch Sport lässt sich diese Sterblichkeit auf einen Menschen reduzieren, so ist das eine Reduktion um 50 Prozent. Man nennt das relative Risikoreduktion, RRR. Die

Sterblichkeit wird auf die Hälfte reduziert. Und das klingt gut, so wie in der *Braunschweiger Zeitung.* Wenn man aber berücksichtigt, dass das Risiko zu sterben ohnehin gering ist, sieht die Sache ganz anders aus. Wenn sich die Zahl der Verstorbenen durch Sport von zwei Prozent auf ein Prozent reduzieren lässt, so liegt die absolute Risikoreduktion (ARR) bei einem Prozent. Das klingt nicht mehr so gut. Anders formuliert bedeutet die Zahl: Damit einer profitiert, müssen hundert Leute Sport machen. Zehn Jahre lang. Und das ist die number needed to treat.

EIN TAG HAT 24 STUNDEN Frau Dietz ist gegangen. Sie kennt mich inzwischen ganz gut. Ich hoffe, ich habe sie nicht zu sehr verwirrt mit meinen Aussagen zu körperlicher Aktivität, Sport und Sterblichkeit. Ich stelle mir ihren Arbeitstag vor. Frühstück machen für sich und die Tochter. Vielleicht noch ein paar Worte miteinander sprechen. Dann gehen beide ihrer Wege. Sie in ihr Büro, die Tochter zur Schule. Die Tochter mit dem Bus, Frau Dietz mit ihrem Ford Fiesta. Sie hat etwa zehn Kilometer zu fahren. Das ist nicht weit. Aber für sie definitiv zu weit, um die Strecke mit dem Rad zu bewältigen. Wenn sie gegen 16.30 Uhr nach Hause kommt, setzt sie sich erst einmal eine halbe Stunde hin und tut eigentlich gar nichts. Blättert etwas in der Zeitung, trinkt ihren Rooibostee. Sie hat zu diesem Zeitpunkt noch nicht viel gegessen. Zum Frühstück Toastbrot, manchmal eine Schüssel Müsli und zwei Tassen Kaffee. Im Büro isst sie meistens nicht viel. Es gibt eine Kantine, die noch nicht einmal schlecht ist. Zwei- oder dreimal in der Woche isst sie dort. Ansonsten nur einen Joghurt. Selten einen Schokoriegel.

Sie hat sich jetzt etwas erholt und schaut sich in der Wohnung um. Sie ist nicht furchtbar groß, aber zu tun gibt es immer etwas. Und bald kommt die Tochter. Sie wollte noch die Betten beziehen und die Wäsche aufhängen. Und sie will auch jeden Tag mit dem Hund rausgehen. Und außerdem ist Papierkram zu erledigen, Rechnungen sind zu bezahlen. Und sie muss noch einkaufen. Sie will am Abend Quiche machen und hat vergessen, Eier zu besorgen. Sie schaut auf die Uhr, es ist halb sechs.

Frau Dietz bekommt an diesem Abend alles so hin, wie sie es möchte. Und um halb neun hat sie Zeit, sich mit ihrer Tochter über die Schule zu unterhalten. Über den Sportunterricht. Den blöden Sportunterricht. Ihre Tochter hasst den Sport. Dabei ist sie nicht einmal unsportlich. Sie ist schlank, hat einen BMI von 19,5. Aber Sport macht ihr einfach keinen Spaß. »Was bringt das?«, fragt sie. Sie hatten heute Weitsprung. »Mal ehrlich, Mama, was soll der Scheiß? Ob ich 4,20 m springe oder 4 m. Kannst du mir das mal erklären? Und dann das Konditionstraining. Ätzend.«

»Ach, sieh doch nicht immer alles so negativ. Sport ist doch gut für die Gesundheit.«

Ihre Tochter wirft ihr einen etwas leeren Blick zu und unterdrückt ein Gähnen. Sie öffnet eine Tüte Chips. »Was kommt heute im Fernsehen?«

Im Zweiten kommt ein alter Film. Local Hero.

»Ich glaube, ich geh ins Bett.«

»Schlaf gut, mein Schatz.«

»Du weißt, morgen ist Elternabend. Nicht, dass du das wieder vergisst.«

So oder so ähnlich wird es wohl bei Frau Dietz zugehen. Wie bei den meisten von uns.

Ich denke: In ein Fitnessstudio oder zum Joggen würde ich nur gehen, wenn ich daran wirklich Spaß hätte. Um gesund zu bleiben, würde ich es nicht tun. Dazu ist Sport einfach zu ineffizient.

Am Abend blättere ich noch einmal in den Leitlinien der Deutschen Gesellschaft für Kardiologie und lese diese seltsamen Forderungen nach Amtsärzten, die die Teilnahme von Kindern am Schulsport überwachen, und über zwei Stunden Schulsport in der Woche, die völlig unzureichend sind. Ich lese über meine sportliche Vorbildfunktion als Arzt, über die Notwendigkeit, im Urlaub ein Hotel auszuwählen, in dem Sportangebote zur Verfügung stehen, und darüber, ansonsten mit dem Rad zur Arbeit zu fahren, um mich am Abend noch mal aufs Laufband zu stellen oder mit passendem Schuhwerk ein paar Kilometer über den Asphalt zu joggen.

Und ich komme ins Grübeln. Über den Zustand der Menschen in Deutschland und über den Zustand der kardiologischen Gesellschaften.

4. Der gläserne Mensch

Herr Ehlerding ist 37 Jahre alt und kommt in die Praxis, weil er 129
unter Husten und Auswurf leidet. »Seit vorgestern«, berichtet er. »Das war wie eine Erkältung. Aber jetzt, das ist doch nicht mehr normal.« Was nicht mehr normal ist an der Erkrankung, ist das Krankheitsgefühl und die Menge des Auswurfs, die grüne Verfärbung. »Na, dann lassen Sie mal sehen.« Ich gehe mit Herrn Ehlerding in den Untersuchungsraum, er macht den Oberkörper frei und ich schaue in seinen Rachen und horche seinen Brustkorb ab. Dann kann ich ihm mitteilen: »Sie haben eine Bronchitis, nichts Schlimmes. Sie brauchen ein paar Tage Ruhe. Ich schreibe sie krank. Sie können sich anziehen, dann kommen Sie zu mir«, sage ich und gehe nach nebenan an meinen Schreibtisch.

Ich bin ein etwas altmodischer Mensch und führe noch eine konventionelle Patientenakte, richtig aus Papier. Da habe ich unter dem heutigen Datum reingeschrieben: »Seit einigen d Husten und Ausw. Seit vorgestern ∧, grün, Kh-Gefühl« und ergänze: »Rachen frei, bronch. RG. Lu, H frei.«

Das bedeutet ausgeschrieben: Herr Ehlerding hat seit einigen Tagen Husten und Auswurf. Seit vorgestern Zunahme der Beschwerden. Der Auswurf ist grün und es besteht ein Krankheitsgefühl. Bei der Untersuchung des Rachens sehe ich nichts Auffälliges, über den Bronchien höre ich Rasselgeräusche, die Lunge selbst ist unauffällig, es besteht also kein Hinweis auf eine Lungenentzündung. Und auch über dem Herzen ist nichts Auffälliges zu hören. In Kurzform: Er hat eine Bronchitis.

Herr Ehlerding kommt herein und knöpft sich noch das Hemd zu, während ich den Rest in den Rechner eingebe. Und zwar: die Diagnose, die Ziffer, die die Basis meiner späteren Abrechnung ist, und die Arbeitsunfähigkeitsbescheinigung, die »AU« oder, nach der Farbe des Formulars von manchen auch »gelber Schein« genannt.

Herr Ehlerding hat sein Hemd zugeknöpft, während ich fertiggeschrieben habe. Er sitzt mir gegenüber. Und wurde jetzt also mit einer Diagnose versehen und ist beruhigt. Eine antibiotische Behandlung ist nicht nötig. Er könnte gehen. *Was ist bis jetzt geschehen?* Im Grunde etwas ganz Einfaches und doch ist es kompliziert. Zunächst einmal: Herr Ehlerding hatte ein Problem und hat deswegen die Praxis aufgesucht. Meine Helferin hatte seine Daten aufgenommen, er hat im Wartezimmer gewartet und hat mir dann im Sprechzimmer seine Beschwerden geschildert. Ich habe ihn untersucht und alles aufgeschrieben: die Vorgeschichte, das Untersuchungsergebnis, die Diagnose, dann das, was ich an ärztlicher Leistung erbracht habe und schließlich habe ich die AU ausgestellt. Aus Sicht von Herrn Ehlerding bedeutet das zunächst: Er weiß nun, woran er ist, er hat eine Bronchitis und ich habe seine Beschwerden benannt. Das hat ihn beruhigt. Er hatte sich schon Sorgen gemacht wegen einer Lungenentzündung.

Und dann ist die Diagnose natürlich noch die Basis für die Krankmeldung. Ohne Diagnose keine Krankmeldung. Zu guter Letzt hat die Diagnose noch eine weitere Funktion: Nämlich für mich. Die AU ist die Grundlage der Abrechnung. Ohne Diagnose kein Geld.

Herr Ehlerding hat mir während der letzten Augenblicke, als ich die Daten in den Rechner eingab, zugesehen. Was hat er sich wohl gedacht? Weiß er, warum ich das alles mache? Ich sehe ihn an. Eigentlich sind wir fertig. Er beugt sich jetzt vor, legt die Hand auf den Tisch, so als wollte er aufstehen. Dann zögert er und bleibt etwas angespannt nach vorn gebeugt sitzen.

»Darf ich Sie noch was fragen?«

»Na sicher.«

»Ich meine, Sie unterliegen ja auch der Schweigepflicht?«

»Ja, natürlich, was hier gesprochen wird, geht nicht raus.«

»Aber, bitte, das ist jetzt mal was anderes. Also, ich meine, nicht so für die Akten. Mehr so...«. Ihm fällt das richtige Wort nicht ein. »Mehr so was...Persönliches.« Ich klappe die Akte zu und lege den Stift weg, den ich noch in der Hand gehalten hatte und sehe ihn an.

Und dann kommt er mit seinem Problem. Zwei Jahre lang hat er Heroin gespritzt, »immer kontrolliert«, wie er sagt. Seit vier Jahren nichts mehr.

»Das ist aus und vorbei.«

Er hat nie eine Entzugsbehandlung gemacht, er hat nie ärztliche Hilfe wegen der Sache aufgesucht.

»Und?«, frage ich.

»Ja. Ich wollte wissen, kann das eigentlich noch Spätschäden hinterlassen haben? Niere und Leber, Sie wissen schon.«

»Na ja«, antworte ich. »Das größte Risiko ist natürlich, dass Sie sich bei der Spritzerei irgendetwas geholt haben, eine Leberentzündung oder eine HIV-Infektion. Das sind eigentlich die beiden größten Probleme.«

Ich erkläre ihm alles und schließlich plane ich mit Herrn Ehlerding zusammen das weitere Vorgehen. Ein Vorgehen, das sich komplett von der Untersuchungsart unterscheidet, die wir bei der akuten Bronchitis gewählt haben. Bei der Bronchitis habe ich alles dokumentiert. Bei der Drogensucht nichts.

DOKUMENTATIONSPFLICHT Wenn ein Patient mich aufsucht und um meinen ärztlichen Rat fragt und ich ihm diesen gebe, muss ich das alles dokumentieren. Und das Dokument zehn Jahre lang aufheben. In manchen Situationen sogar dreißig Jahre. Die Dokumentation betrifft den Namen des Patienten, das Besuchsdatum, die Dinge, die er mir sagt, die ich feststelle, sie umfasst meine Überlegungen im Hinblick auf die verschiedenen möglichen Diagnosen, die sogenannten Differenzialdiagnosen. Ich muss die Laborwerte aufheben, die EKG-Streifen, notieren, wann ich welchen Rat gegeben habe und welches Medikament ich empfohlen habe, wie das alles vertragen wird und worüber ich den Patienten aufgeklärt habe.

Die Dokumentation gilt im Medizinrecht als schiere Selbstverständlichkeit. Sie erfüllt viele Funktionen. Vordergründig ist es natürlich praktisch, wenn ich bei einem wiederholten Besuch kurz rekapitulieren kann, was in der Vergangenheit war. Außerdem ermöglicht sie die Weiterbehandlung eines Patienten, wenn ich verhindert sein sollte. Vielleicht weil ich selber krank bin oder sogar tot. Und ich dokumentiere auch die Arbeit, für die ich schließlich von der KV Geld erwarte. Die KV will nämlich im Zweifelsfalle kontrollieren, was ich gemacht habe.

Nicht ganz selten kommt es im Gefolge ärztlicher Tätigkeiten zu juristischen Auseinandersetzungen über Behandlungen und Ratschläge und Fehler und Vorwürfe. Dann ist eine möglichst lückenlose Dokumentation von Diagnostik und Behandlungsverlauf zur Klärung des Sachverhaltes unabdingbar. Und in einfachen Situationen ist das auch kein Problem. Wenn ein Mann zu mir kommt, weil sein Blutdruck erhöht ist, dann sollte das untersucht und behandelt werden. Weil ein anhaltend erhöhter Blutdruck der gravierendste Risikofaktor für einen Schlaganfall ist. Die Notwendigkeit einer ordnungsgemäßen Dokumentation meiner Maßnahmen und Ratschläge wird jedem einleuchten.

Und nun kommt also Herr Ehlerding und will das alles nicht. Warum eigentlich nicht? Ganz einfach. Da gibt es eine Episode in seinem Leben, in der er illegale Drogen genommen hat. Er hat sich damals in mehrfacher Hinsicht strafbar gemacht. Und sich womöglich gesundheitliche Schäden zugezogen. Das sind Dinge, die er verständlicherweise nicht unbedingt an die große Glocke hängen möchte. Und er möchte mit dieser alten Geschichte keine Spuren im Gesundheitssystem hinterlassen. Und in meiner handschriftlichen Karteikarte auch nicht, nicht bei meinen Mitarbeiterinnen und erst recht nicht in meinem Rechner. Absolut verständlich. Aber auch legal? Leider müsste ich Herrn Ehlerding sagen: So geht das nicht. Wenn ich mich korrekt verhielte, müsste ich Herrn Ehlerding mitteilen, dass ich seinem Wunsch nicht entsprechen kann.

Die Pflicht zur Dokumentation jeder ärztlichen Tätigkeit datiert aus einer Zeit, in der es noch keine elektronische Datenverarbeitung gab. Die Krankengeschichte wurde handschriftlich aufgeschrieben, das Ergebnis der körperlichen Untersuchung wurde handschriftlich notiert. Laborwerte wurden handschriftlich in Karten eingetragen und EKG-Streifen wurden zurechtgeschnitten und auf Karteikarten geklebt. Heute wird der weitaus größte Teil der Dokumentation elektronisch gespeichert. In vielen Praxen wird bereits die Anamnese, das Gespräch mit dem Patienten, sofort in den Rechner eingegeben und im Anschluss der Untersuchungsbefund.

Die Daten von den Laboruntersuchungen, vom EKG, die Ergebnisse der Ultraschalluntersuchung und der Endoskopie gehen automatisch in die EDV ein. Ebenso die Daten über verordnete Medikamente und Einnahmepläne. Auch die Diagnosen werden in einem Auswahlmenü vorgegeben und dann angewählt. Alles sehr praktisch, aber hochriskant. Der Zwang zur Rationalisierung in der Medizin – und es besteht tatsächlich ein ökonomisch und politisch gewollter Zwang – führt zur Akkumulation immer größerer Datenmengen.

Fragen nach Beschwerden, Vorerkrankungen, Operationen, Allergien, Unverträglichkeiten, Medikamenteneinnahmen, Körpergröße, Gewicht, sportlichen Aktivitäten, Ernährungs- und Trinkgewohnheiten lassen sich völlig unpersönlich, bereits vor dem ersten Arzt-Patienten-Kontakt über Fragebögen oder sogar online erfassen. Beim ersten Kontakt hat der Arzt bereits eine große Sammlung von Basisdaten vor sich, auf denen er seine zielgerichteten diagnostischen Arbeiten aufbauen kann. Auch das alles sehr praktisch.

Aber stellen wir uns einmal Folgendes vor: Herr Döring ist 42 Jahre alt und kommt wegen Sodbrennen zu mir. Eine Magenspiegelung soll gemacht werden. Auf einem standardisierten Fragebogen kreuzt er das an. Außerdem teilt er Folgendes mit: Die Beschwerden werden ausgelöst durch Kaffee, Süßes, Alkohol und Stress. Und Stress hat er am Arbeitsplatz reichlich. Herr Döring trinkt eine Flasche Bier am Abend, nicht immer, aber oft. Und zwar eine 0,5-Liter-Flasche. Manchmal auch zwei. Und die üblichen ärztlichen Empfehlungen erlauben maximal 0,3 Liter Bier pro Tag. Also: Herr Döring trinkt zu viel. Vor der Magenspiegelung führe ich eine Oberbauchsonografie durch und sehe, dass das sogenannte Echomuster der Leber, die Darstellung des Gewebes im Bild, etwas zu hell ist, also verdichtet. So etwas nennt man Fettleber. Nun wird alles im Rechner zusammengeführt: das Sodbrennen, der Stress, der Alkohol und die Fettleber. Wenn ich jetzt bei der Diagnoseauswahl aus dem vorgegebenen Menü nicht aufpasse, könnte ganz schnell Folgendes passieren: Herr Döring bekommt als Diagnose »Refluxkrankheit« eingegeben und als Verdachtsdiagnosen: »Toxische Fettleber«, »Alkoholmissbrauch«, »psychosomatische Beschwerden«.

Toxische Fettleber ist das, was der Volksmund Säuferleber nennt. Der arme Herr Döring ist urplötzlich zu einem seelisch labilen Alkoholiker geworden mit psychosomatischen Problemen, der bereits eine organische Leberschädigung hat. Tragisch. Dabei ist er tatsächlich kerngesund, hat nur manchmal etwas Sodbrennen. Aber auch nur manchmal. Er wollte mich einfach mal fragen, ob das was Schlimmes ist. Und sich sicherheitshalber spiegeln lassen.

DIE ÄRZTLICHE SCHWEIGEPFLICHT Zurück zu Herrn Ehlerding. Er hatte mich an meine Pflicht zur Verschwiegenheit erinnert. Mit der rhetorischen Frage: Sie unterliegen doch der Schweigepflicht? Seit über zweitausend Jahren findet die Inanspruchnahme ärztlicher Hilfe in einem geschützten Bereich statt. Sie geht nur Arzt und Patient etwas an. Theoretisch.

Das früheste Schriftstück, in dem die Pflicht des Arztes zur Verschwiegenheit dokumentiert wurde, ist der Eid des Hippokrates. Niemand weiß genau, wer ihn verfasst hat, wann das geschah und wo er überhaupt herkommt. Von Hippokrates bestimmt nicht. Erstmals überliefert wird er von dem römischen Arzt Stribonius Largus, der im ersten nachchristlichen Jahrhundert lebte.

Auch heute noch ist die garantierte Verschwiegenheit die unverzichtbare Voraussetzung für eine vertrauensvolle Beziehung zwischen einem hilfesuchenden Kranken und seinem Arzt. Im Eid des Hippokrates lautet diese Verpflichtung so: »Was immer ich bei der Behandlung sehe oder höre und auch außerhalb der Behandlung im Leben des Menschen, ich werde über das, soweit es nicht ausgeplaudert werden darf, schweigen und solches als heiliges Geheimnis achten.« Diese Regel hat sich durch alle Zeiten der westlichen Medizingeschichte gehalten und gilt bis heute als unumstößliches Gesetz ärztlichen Handelns. Die Pflicht zur Verschwiegenheit ist bei uns ein derart hohes Gut, dass ihre Verletzung mit der höchsten Strafe bedroht ist, die das deutsche Strafrecht kennt: dem Freiheitsentzug.

§ 203 des Strafgesetzbuches: Verletzung von Privatgeheimnissen.

I. Wer unbefugt ein fremdes Geheimnis, namentlich ein zum persönlichen Lebensbereich gehörendes Geheimnis oder ein Betriebs- oder Geschäftsgeheimnis, offenbart, das ihm als

1. Arzt, Zahnarzt, Tierarzt, Apotheker oder Angehörigen eines anderen Heilberufes, der für die Berufsausübung oder die Führung der Berufsbezeichnung eine staatlich geregelte Ausbildung erfordert (...) anvertraut worden oder sonst bekannt geworden ist, wird mit Freiheitsstrafe bis zu einem Jahr oder Geldstrafe bestraft (...).

Selbstverständlich ist die Pflicht zur Verschwiegenheit auch Inhalt der Muster-Berufsordnung der Bundesärztekammer.

§ 9 Muster-Berufsordnung: Schweigepflicht.

Der Arzt hat über das, was ihm in seiner Eigenschaft als Arzt anvertraut oder bekannt geworden ist – auch über den Tod des Patienten hinaus – zu schweigen. Dazu gehören auch schriftliche Mitteilungen des Patienten, Aufzeichnungen über Patienten, Röntgenaufnahmen und sonstige Untersuchungsbefunde. Schließlich ist die Pflicht zur Verschwiegenheit verankert im Grundgesetz, im Bürgerlichen Gesetzbuch und im Sozialgesetzbuch. Die Schweigepflicht gilt gegenüber jedem. Und sie betrifft alles. Selbstverständlich auch die Frage, ob überhaupt ein Behandlungsverhältnis zwischen einer Person und einem Arzt bestanden hat oder besteht. Ebenso selbstverständlich bin ich als Arzt dazu verpflichtet, Sorge zu tragen, dass keine dritte Person Zugang zu irgendwelchen der geschützten Daten erhält. Nicht nur durch meine Verschwiegenheit, sondern auch durch aktive Schutzmaßnahmen: entsprechende Behandlungsräume, abschließbare Schränke, in denen ich Dokumente aufbewahre, und passwortgeschützte Rechner.

Kann so etwas aber am Anfang des dritten Jahrtausends funktionieren? Definitiv nicht.

Der erste Haken ist schon im Eid des Hippokrates zu erkennen, in dem es heißt: »Ich werde über das, was nicht ausgeplaudert werden darf, schweigen.«

Was ist das, was nicht ausgeplaudert werden darf? Und was darf ausgeplaudert werden? Heute darf eine ganze Menge ausgeplaudert werden, worüber dann auch nicht geschwiegen wird. Wir erinnern uns: Grundsätzlich gilt die Schweigepflicht gegenüber jedem. Aber ein Patient kann den Arzt von der Schweigepflicht entbinden. Und allein das gesetzlich vorgeschriebene kassenärztliche Versorgungssystem, aber ebenso auch die Mitgliedschaft in einer privaten Krankenversicherung zwingen den Patienten, seinen Arzt pauschal von der Schweigepflicht in Bezug auf einen Großteil seiner persönlichen Belange zu entbinden. Diese Entbindung von der Schweigepflicht ist Teil des Vertrages zwischen Patient und Krankenkasse. Ich muss der Kasse Diagnosen mitteilen, wenn ich eine Leistung abrechne, einen Patienten krankschreibe oder ihn im Krankenwagen ins Krankenhaus bringen lasse. Die Kasse erfährt, welche Untersuchungen ich habe durchführen lassen, an welchen Vorsorgeuntersuchungen ihr Mitglied teilnimmt und sie hat Einsicht in die von mir ausgestellten Rezepte.

Eine Entbindung von der Schweigepflicht gilt auch gegenüber Rentenversicherungen, Apotheken, denen Rezepte vorgelegt werden, und Krankentransportunternehmen. Und wir sprechen hier nicht von Husten und Auswurf, sondern auch von AIDS, Hepatitis, Suizidversuchen, Depressionen, Psychosen und Krebs. All das macht sich ein Kranker, der sich in meine Behandlung begibt, nicht völlig klar. Er vertraut darauf, dass ich an die Schweigepflicht gebunden bin. Er vertraut darauf in einem sehr altmodischen Sinn. Etwa so altmodisch, wie es im Eid des Hippokrates steht. Aber halte ich mich an die Schweigepflicht? Kann ich mich daran halten? Kann ich das Vertrauen rechtfertigen, das in mich gesetzt wird? Ich kann mich so korrekt verhalten, wie es mir nur möglich ist. Die Sicherheit, in der sich der Kranke wähnt, kann ich nicht gewährleisten. Aus einem ganz einfachen Grund.

DATENAUSTAUSCH Welches ist eigentlich der Weg, den die persönlichen Daten eines Patienten nehmen? Zunächst einmal lassen sie sich ganz einfach verfolgen. Ich lege eine Karteikarte an, auf Papier oder elektronisch. Und ich veranlasse weitergehende Untersuchungen oder Verordnungen. Und damit erfolgt die erste Öffnung nach außen, aus der Vertraulichkeit des Sprechzimmers hinaus. Zu Laboratorien, Röntgenpraxen, Apotheken, Krankengymnastikpraxen, Kuranstalten. Und dann? Spätestens am Quartalsende schicke ich eine riesige Menge elektronisch gespeicherter Daten an die kassenärztliche Vereinigung. Und gleichzeitig gehen dort Daten der anderen Kollegen ein, der Praxen und Krankentransportunternehmen und all derjenigen, die irgendeine Leistung erbracht haben. Und alle wollen Geld haben. Die KV muss den ganzen Datenwust verwalten und prüfen, ob das alles korrekt und wirtschaftlich und den Verträgen entsprechend war. In vielen Fällen werden dazu auch die Krankenkassen einbezogen.

Bisher war von einer ganz ordinären Abrechnung die Rede. Aber jetzt kommen wir zu Disease-Management-Programmen für Diabetiker oder Hochdruckpatienten oder Menschen mit einer KHK oder Suchtproblemen. Und wir sprechen von Telemedizin und der elektronischen Gesundheitskarte, von vernetzten Praxen und Krankenhäusern. Weil die Krankenkassen die organisatorischen Notwendigkeiten gar nicht alleine lösen können, beauftragen sie Subunternehmen, die ihnen bei diesen Programmen und Plänen und Vernetzungen helfen. Solche Programme tragen dann Namen wie »Besser leben« und sollen zu einer qualitativ hochwertigen und gleichzeitig kostengünstigen Versorgung der Kranken beitragen.

Ein DAK-versicherter Patient, bei dem ich einen Diabetes mellitus feststelle und mit dieser Diagnose gegenüber der Kassenärztlichen Vereinigung abrechne, rutscht in ein System, das er und ich nicht mehr im Geringsten überschauen können. Und Tausende von Menschen haben plötzlich potenziell Zugriff auf seine Daten. Und nicht nur auf die Information, dass der Patient überhaupt bei mir behandelt wurde, sondern auf die Diagnose, die Komplikationen, die Medikamente, die sozialen Probleme, die psychischen Konsequenzen, seine finanzielle Situation. Wenn ich also einem Patienten meine Verschwiegenheit zusichere, täusche ich ihn über den wahren Sachverhalt. Für meine Verschwiegenheit kann ich garantieren, auch für die meiner Mitarbeiterinnen und Mitarbeiter. Es ist mir aber unmöglich, auch nur halbwegs ernst zu nehmende Garantien für die weitere Vertraulichkeit der Daten zu geben, wenn Tausende Zugriff haben.

So ist es um die Schweigepflicht im Zeitalter der elektronischen Datenverarbeitung also bestellt. Die ärztliche Schweigepflicht basiert auf einem Modell. Es gibt in diesem Modell einen inneren Bereich. Die kleinste Einheit sind der Kranke und sein Arzt. Und dieser innere Bereich ist geschützt durch die Pflicht zur Verschwiegenheit gegenüber einem äußeren Bereich. Schon durch die Mitarbeiter in einer Praxis wird der innere geschützte Bereich etwas vergrößert. Und er wird noch größer durch die Kollegen oder Institutionen, mit denen man zusammenarbeitet, und noch größer durch das Finanzierungssystem, das all die ärztlichen Leistungen ermöglicht. Und alle Beteiligten, auf jeder neuen Stufe der erweiterten Medizin und Versorgung, unterliegen der Schweigepflicht. Das Modell bleibt erhalten. Der geschützte Bereich wird zwar größer, aber jeder einzelne Mitarbeiter in diesem riesigen System, in dessen Zentrum, das dürfen wir nicht vergessen, der kranke Mensch steht, unterliegt der Schweigepflicht. Und damit ist das Modell ad absurdum geführt. Vereinfacht gesagt bedeutet Verschwiegenheit in der modernen Medizin: Alle wissen über den Kranken Bescheid und jeder unterliegt der Schweigepflicht. Ein Schutz nach außen ist irrelevant geworden, weil es ein Außen gar nicht mehr gibt. Der kranke Mensch ist am Anfang des dritten Jahrtausends ein öffentliches Objekt geworden. Und die Vorstellung von einer Verschwiegenheit, einer Intimität, eines Rechts auf den Schutz der eigenen Daten ist eine Illusion.

KEIN RECHT AUF INFORMELLE SELBSTBESTIMMUNG Herr Ehlerding, der Mann mit der Bronchitis und der Drogenvorgeschichte, hat also recht mit seinen Vorbehalten. Aber einen legalen Weg, seinen verständlichen Wunsch zu erfüllen, gibt es nicht. Ein fundamentales Recht hat in der ärztlichen Standesordnung keine Gültigkeit: Das Recht auf informelle Selbstbestimmung. Das Recht, eine Information über meinen Gesundheitszustand oder meine Krankheit schriftlich oder elektronisch *nicht* speichern zu lassen, *nicht* dokumentieren zu lassen, *nicht* aufschreiben zu lassen. Ich kann nicht zum Arzt gehen, ihn meinen Blutdruck messen lassen und dann sagen: »Okay, danke, das wollte ich nur wissen, vergessen Sie es jetzt bitte.«

Allein die erzwungene Mitgliedschaft in einer gesetzlichen Krankenkasse nötigt den Patienten, einen guten Teil seines Rechts auf informelle Selbstbestimmung aufzugeben. Spätestens mit 35 Jahren wird man aufgefordert, an einer Gesundheitsuntersuchung teilzunehmen. Eine Untersuchung, die unter Umständen in die Diagnose Hypertonus, Übergewicht oder Fettstoffwechselstörung mündet. Jede werdende Mutter muss sich einer ganzen Reihe von Untersuchungen unterziehen, unter anderem einer Laboruntersuchung auf eine HIV-Infektion und eine Hepatitis B. Und es gab sogar schon Versuche, die Pflicht zur Teilnahme an einer Krebsvorsorgeuntersuchung gesetzlich zu verankern.

Aber es ist eben nicht nur die Kassenzugehörigkeit des Patienten und meine Tätigkeit als kassenärztlicher Vertragsarzt, die zu einer Einschränkung scheinbar selbstverständlicher Rechte führen. Es ist der standesrechtliche Zwang zur Dokumentation, der jede ärztliche Tätigkeit in die Pflicht nimmt.

Diese Vorschriften, die ursprünglich zum Schutz des Patienten erlassen wurden, haben sich, in ihrer Unbedingtheit, gegen diesen gerichtet. Wer krank ist, hat kein Recht mehr auf Privatheit. Vereinfacht gesagt, trifft Folgendes zu: Die ärztliche Dokumentationspflicht stammt aus einer biederen und altmodischen Zeit, in der das Phänomen der elektronischen Datenverarbeitung und der Vernetzung von Informationsträgern noch nicht bestand. Und damit gibt es nun Probleme.

Im Herbst 2008 musste die Deutsche Telekom eingestehen, dass ihr Millionen von Daten gestohlen worden waren. Telefonnummern, aber auch Bankverbindungen. Unangenehm genug.

Was wäre, wenn wir eines Tages frühmorgens in der *Bildzeitung* lesen würden:»3 Millionen Versichertendaten aus der KV Niedersachsen gestohlen?«Was würden all die Versicherten empfinden? Die Menschen mit Krebs und Diabetes, HIV-Infektion, Demenz, Suizidversuchen, Alkoholismus, Depressionen, Fußpilz und Plattfüßen. Also mit all den Krankheiten, die man nicht unbedingt jedem zur Kenntnis bringen möchte. Ein etwas unheimlicher Gedanke, aber nicht ganz abwegig.

ANONYME MEDIZIN Gibt es einen Ausweg aus diesem System? Einen rechtlich korrekten und einfachen nicht. Natürlich wird im Kleinen permanent die Dokumentationspflicht übergangen. Die geschilderte Situation – »ich habe da noch mal eine Frage, aber nicht für die Akte« – gibt es täglich hundertfach in Deutschland. Natürlich bieten Gesundheitsämter auch so etwas wie anonyme AIDS-Tests an. Und in Apotheken kann man seinen Cholesterinwert bestimmen lassen und keiner dokumentiert etwas.

Aber das sind die Ausnahmen. Die meisten von uns sind vom Mutterleib an daran gewöhnt, ärztlicher Fürsorge ausgesetzt zu sein. Von der pränatalen Diagnostik über die Vorsorgeuntersuchungen des Kindesalters, die betriebsärztlichen Untersuchungen, die Präventionsmaßnahmen bis zur Inanspruchnahme des kassenärztlichen oder privatärztlichen Versorgungssystems bei Krankheit. Wir akzeptieren, dass eine riesige Datenmenge über unsere Gesundheit und Krankheit gesammelt wird, die dann in Systeme gelangt, die unserer und jeder ärztlichen Kontrolle völlig entzogen sind. Unsere Daten landen bei Kassenärztlichen Vereinigungen, bei Krankenversicherungen, Haftpflichtversicherungen, Berufsunfähigkeitsversicherungen, bei Rententrägern und Sozialämtern, bei der ARGE und der Diakonie. Ein komplexes Netzwerk, dessen Strukturen die betroffenen Patienten noch nicht einmal ansatzweise erahnen.

Die letzten Jahre medizinischer Versorgung haben uns korrumpiert und blind gemacht für die Entmündigung, in die wir uns begeben haben. Krankheit hat zu »Ansprüchen« geführt, zu Ansprüchen auf Leistungen, die das Gesundheitssystem zur Verfügung stellt, Diagnostiken, Medikamente, Therapien, Massagen, Kurmaßnahmen, Berentungen, psychosoziale Zuwendung, Befreiung von Arbeit. Dafür sind wir zu Schmerzpatienten geworden, zu Krebspatienten, zu Marcumarpatienten oder zu Herzpatienten

139

und weisen uns aus mit Allergiepässen, Herzpässen, Röntgenpässen, Therapieplänen. Und erwarten, dass jemand haftet, wenn etwas anders läuft als geplant. Aber immer mehr Menschen spüren: Der Preis ist hoch. Wir gewinnen viele Rechte, aber wir geben auch viele Rechte ab. Insbesondere das Recht auf Selbstbestimmung über unsere medizinischen Daten.

Es ist die elektronische Datenverarbeitung, die jetzt vielleicht dafür sorgen wird, dass wieder mehr Menschen spüren, in welche Falle sie getappt sind. In die Gesundheitsfalle.

Wenn ich zum Arzt gehe, möchte ich zumindest die Möglichkeit haben, einige ganz simple Dinge in Anspruch zu nehmen: Ich möchte mit dem Arzt sprechen und ihn bitten können, nichts zu notieren, die Daten an niemanden weiterzugeben und vor allem auch zu verhindern, dass sie je an Dritte gelangen. Ich möchte die Möglichkeit haben, ohne Nennung meines Namens eine medizinische Information einzuholen. Ich möchte auch eine Reihe von Untersuchungen anonym durchführen lassen können, die ohne nennenswerte Risiken durchführbar sind: Anamneseerhebung, körperliche Untersuchung, Laboruntersuchungen, Ultraschalluntersuchungen, Röntgenuntersuchungen. Ich möchte dann entscheiden können, ob ich die Notwendigkeit sehe, irgendetwas weiter abzuklären, sei es privat, sei es im Rahmen von Versicherungsleistungen. Und erst dann möchte ich namentlich auftreten und, wenn nötig, eine Dokumentation der erhobenen Befunde zulassen.

Ich nenne diese Form, ärztliche Leistungen in Anspruch zu nehmen, anonyme Medizin. Anonyme Medizin bedeutet auf der einen Seite den Verzicht auf Ansprüche und Rechte, auf der anderen Seite einen Gewinn an Freiheit, Selbstverantwortung und Schutz vor behördlichem Zugriff. Und dafür würde ich selbst bezahlen. Und nicht erwarten, dass eine Versicherung zahlt. Noch gibt es sie nicht, die anonyme Medizin.

Im Mai 2009 sitze ich beim Friseur und blättere, während ich warte, im *Stern*. Und stolpere über eine irritierende Geschichte, die eigenartigerweise unter der Rubrik «Wirtschaft» eingeordnet ist. Es geht um eine Kreisverwaltung, ausgerechnet diejenige von Schleswig-Flensburg, um Gesundheitstests bei Stellenbewerbern, um bizarre Psychofragen und um Ärzte und Schweigepflicht und um Weitergabe von Daten. Nicht nur sollen Bewerber seltsame Fragen beantworten (»ich habe Angst vor bestimmten Situationen und Orten wie zum Beispiel Kaffeehäusern, Auto fahren, Menschenmengen, Fahrstühlen«), sondern sie sollen auch ausdrücklich ihren Arzt von der Schweigepflicht entbinden. Und das Gesundheitsamt, das für die Kreisverwaltung den Gesundheitscheck durchführt, wird ermächtigt, »bedeutsame Befunde und Informationen wiederum an das Personalreferat« weiterzureichen. Welch passende Illustration zum Thema Dokumentation, Schweigepflicht und Vertraulichkeit, gemalt vom echten Leben.

Und ich stelle mir dann Daniela W. vor. Dies ist der von der Redaktion gewählte Name für die Bewerberin, die den ganzen Skandal ins Rollen gebracht hat. Vielleicht ist ihr Hausarzt ein moderner Mensch und hat eine rein elektronische Patientenakte. Und in diese die selbst erhobenen Befunde, aber auch Fremdbefunde und Krankenhausberichte und Arztbriefe eingescannt. Über Husten, Schnupfen, Heiserkeit. Aber eben auch über etwas anderes. Vielleicht hatte er Daniela W. auch einmal für vier Tage krankgeschrieben, weil sie nach einem Frühabort unglücklich und erschöpft war. Krankgeschrieben unter der Diagnose: Erschöpfungssyndrom. Vielleicht hatte er ihr auch eine Überweisung zur Psychotherapie ausgestellt und bei irgendeiner Gelegenheit auch einen HIV-Test gemacht. Und jetzt kommt also die Anfrage vom Gesundheitsamt mit schriftlicher Entbindung von der Schweigepflicht. Und die Anfrage landet unter zahllosen anderen Anfragen. Schließlich wird sie bearbeitet. Es soll schnell gehen. Etwas Besonderes liegt nicht vor. Also werden kurzerhand alle Unterlagen zum Gesundheitsamt rübergeschickt. Und von dort zum Personalreferat der Kreisverwaltung von Schleswig-Flensburg. Wo wahrscheinlich jeder jeden kennt. Gruselig.

Mit gestutzten Haaren gehe ich eine halbe Stunde später nach Hause. Ich denke an Flensburg. Und vor meinem geistigen Auge taucht ein Bild auf. Vom Gesundheitsamt Flensburg. Davor ein hoch aufgeschossener, schlaksiger Jungarzt in einem langen, weißen Kittel. Ich kenne das Bild und beschleunige meinen Schritt, um nach Hause zu kommen. Und wenig später halte ich eines meiner Lieblingsbücher in den Händen: Die Geständnisse des Hochstaplers Gert Postel, die er unter dem Titel »Doktorspiele« im Jahre 2001 veröffentlicht hat. Und nach kurzem Blättern habe ich das Foto gefunden. Darauf zu sehen ist der mehrfach zu Haftstrafen verurteilte Postel, der nie auch nur ein Semester Medizin studiert hat, als Dr. Dr. Bartholdy auf dem Posten eines stellvertretenden Amtsarztes beim Gesundheitsamt Flensburg. Er bekleidete diese Stelle ein halbes Jahr, bis er sich, wie er sagt, nach Kritik der Ärzteschaft an seiner Amtsführung um einen neuen Arbeitsplatz bemühen musste.

Und leise sage ich zu mir selbst: Flensburg, was ist los mit Flensburg?

BEHÖRDENMEDIZIN

Frau Kreisler kommt in meine Praxis, weil sie seit fast einer Woche unter heftigem Durchfall leidet. Sie muss sechs- bis siebenmal am Tag zur Toilette gehen, der Stuhl ist weich bis wässrig. Sie fühlt sich »etwas matschig«, wie sie sagt und hat ein »Grummeln« im Bauch, kein richtiger Schmerz, aber es ist unangenehm. Frau Kreisler ist 52 Jahre alt und arbeitet als Helferin in einer Küche.

»Damit können Sie natürlich erst mal nicht arbeiten«, sage ich ihr. »Da muss man schon an eine Infektion denken, eine Gastroenteritis, so etwas, verursacht durch Bakterien oder Viren.«

Und ich schreibe sie zunächst einmal krank. Und bitte sie, mir am nächsten Tag eine Stuhlprobe vorbeizubringen, damit ich sie auf mögliche Krankheitserreger untersuchen lassen kann. Denn schließlich arbeitet Frau Kreisler in einer Küche und könnte andere anstecken. Für Frau Kreisler ist die Sache etwas unangenehm, denn sie hat ihre Arbeit erst vor acht Wochen angetreten und war zuvor über ein Jahr lang arbeitslos. Aber mit einer wahrscheinlich infektiösen Durchfallerkrankung kann man sie nicht in einer Küche arbeiten lassen.

In der Stuhlprobe wird ein Keim gefunden: Campylobacter jejuni. Ein nicht ganz seltener Durchfallerreger. Noch bevor ich den Befund in der Praxis habe, wurde bereits das Gesundheitsamt informiert. Und zwar durch das mikrobiologische Labor, das den Keim nachgewiesen hat. Das Labor ist dazu verpflichtet. Denn bei fast allen infektiösen Darmerkrankungen, auch bei Campylobacter jejuni, besteht eine namentliche Meldepflicht.

Damit ist die ganze Angelegenheit für Frau Kreisler noch unangenehmer geworden. Denn sie muss nicht nur ihrem Arbeitgeber mitteilen, dass sie vorläufig nicht mehr in der Küche arbeiten darf, sondern hat außerdem auch noch das Gefühl, unter behördlicher Beobachtung zu stehen. Was ja auch zutrifft. »Ich fühle mich ja fast wie eine Aussätzige«, sagt sie. Ich kann sie verstehen. Aber anders geht es wohl nicht.

Das kann ich ihr auch erklären und sie sieht die Notwendigkeit der Maßnahme ein. Selbst wenn diese für Frau Kreisler unangenehm ist, so ist sie jedoch nicht unmenschlich. Das war aber nicht immer so. Und das ist nicht immer so. Auch heute nicht.

AUSSATZ Seit dem Altertum wissen die Menschen, dass Krankheiten übertragen werden können und innerhalb kurzer Zeit große Populationen gefährden. Die Maßnahmen, die dagegen unternommen wurden, waren oft äußerst brutal. Schon in biblischer Zeit wurden Aussätzige aus den Wohngebieten der Gesunden verbannt. Heute werden infektiöse Menschen nur noch in seltenen Fällen isoliert. Und meistens nur für kurze Dauer. Die nach wie vor relevanteste Erkrankung ist die Tuberkulose. Allerdings geben die in den letzten Jahren immer wieder beobachteten Epidemien, virale Erkrankungen wie die Vogelgrippe und die Schweinegrippe, eine Ahnung von den möglichen Szenarien, die jederzeit auf uns zukommen können. Die häufigsten meldepflichtigen Erkrankungen, die zwar nicht zur Isolierung der Kranken führen, aber zu einer behördlichen Kontrolle, sind die infektiösen Durchfallerkrankungen. Praktisch alle nachgewiesenen bakteriellen oder viralen Magen-Darminfekte sind namentlich meldepflichtig, aber auch die viralen Leberentzündungen und zahlreiche andere Infektionskrankheiten.

Ein überaus heikles Problem waren über Jahrhunderte die Geschlechtskrankheiten, also die Infektionskrankheiten, die überwiegend durch infizierte Personen beim Geschlechtsverkehr übertragen werden. Besonders die Gonorrhö, auch als Tripper bekannt, und die Syphilis oder Lues. Heikel waren die Krankheiten aus mehreren Gründen: Zum einen sind sie natürlich gefährlich. An der Lues sind jahrhundertelang unendlich viele Menschen gestorben, meistens nach jahrelangem Leiden. Zum anderen ist es die Verbindung von Sex und Krankheit, von Lust und Sterben, die diesen Infektionen ihre spezifische Bedeutung gab. Und schließlich waren sie natürlich auch unangenehme Mitbringsel von Seitensprüngen, mit denen bürgerliche Ehekonstruktionen erheblich belastet wurden. In dem Maße jedoch, in dem die Gonorrhö und die Lues antibiotisch behandelbar wurden, verschwanden sie aus dem Bewusstsein der meisten Menschen. Ende der 1960er- und Anfang der 1970er-Jahre befreiten sich die Menschen in Westeuropa und Nordamerika dann auch von den Zwängen althergebrachter Moralvorstellungen, wurden lustvoll und lebenszugewandt. Und als es schließlich auch noch die sogenannte Antibabypille gab, also die hormonelle Empfängnisverhütung, stand einer sexuellen Befreiung, die ausgelassen gefeiert wurde, nichts mehr im Wege.

144

Bis in den 1980er-Jahren dann eine unheimliche Seuche begann, rund um die Welt Angst und Schrecken zu verbreiten: die HIV-Infektion mit dem Krankheitsbild AIDS, das durch sie verursacht wird. Wahrscheinlich war es wieder die Verbindung von Sex und Krankheit, Eros und Tod, die dazu führte, dass plötzlich wieder alte Einstellungen reaktiviert wurden, darunter die altbekannten Vorbehalte gegenüber Homosexualität und generell gegenüber sexueller Freizügigkeit und schließlich auch die unausrottbaren Vorstellungen von Schuld und Sühne und göttlicher Strafe. Panik und Hysterie machten sich breit. Von Meldepflicht war die Rede, von Kontrolle, von Internierung. Die Stimmung war bedrohlich.

Heute ist die HIV-Infektion eine Erkrankung, bei der eine anonyme Meldepflicht besteht. Diese dient nicht der Kontrolle der Betroffenen, sondern der statistischen Erfassung dieser Krankheit. Im Umgang mit der HIV-Epidemie und im Umgang mit den Betroffenen hat die westliche Welt, nach anfänglichen Schwierigkeiten, die Bewährungsprobe gut bestanden.

Auch bei Frau Kreisler nimmt die Sache ein gutes Ende. Meistens handelt es sich bei den Durchfällen, die durch Campylobacter jejuni ausgelöst werden, um selbst-limitierte Erkrankungen. Nach kurzer Zeit hört der Durchfall wieder auf und der Keim lässt sich nicht mehr nachweisen. So auch bei Frau Kreisler.

KOLLEKTIVES WOHLBEFINDEN Was Frau Kreisler erstmals bewusst und etwas schmerzlich erlebt hat, ist die Konfrontation des Individuums mit einer Gesellschaft, die sich vor einem kranken Menschen schützen möchte, um selbst nicht krank zu werden. Ein verständlicher und sicherlich berechtigter Wunsch. In der westlichen Welt stehen diese behördlichen Maßnahmen, die die Freiheit eines Einzelnen deutlich einschränken können, in einem angemessenen Verhältnis zu ihrer Wirksamkeit. Allerdings ist deren

Wirksamkeit im Hinblick auf die Gesundheit einer großen Population vergleichsweise gering.

Die Kontrolle einzelner infektiöser Individuen ist nur ein kleiner Teil der Maßnahmen, mit denen sich die Gesellschaft vor Krankheiten und Risiken schützt. Wesentlich wirksamer sind die institutionalisierten Regelungen, die unser gesamtes Leben ordnen und sicher machen.

Auf diesem Gebiet hat es die westliche Gesellschaft zu bemerkenswerten Standards gebracht: Wir haben eine saubere Trinkwasserversorgung, ein funktionierendes Abwassersystem, immer weiter perfektionierte Müllentsorgungssysteme, Lebensmittelkontrollen, Überwachungen von Schlachthöfen und Gesetze zur Arbeitssicherheit, wir haben Bauverordnungen und wir sorgen dafür, dass unsere Toten unter die Erde kommen, ohne dass von ihnen eine gesundheitliche Gefährdung ausgeht.

Wir machen uns den Nutzen all dieser Einrichtungen meistens gar nicht klar. Wir spüren sie am ehesten dann, wenn einmal Pannen auftreten: Wenn Gammelfleisch in den Handel gerät, die Müllabfuhr streikt oder in einer Großküche Salmonellen auftreten oder auch dann, wenn unser Abflussrohr verstopft ist. Oder wenn wir eine Pauschalreise nach Ägypten machen und es wagen, Wasser aus der Wasserleitung im Hotel zu trinken, anstatt original verschlossenes, importiertes Mineralwasser, und die nächsten Urlaubstage dann wegen Durchfall verdorben sind.

Manchmal sind wir auch genervt von all den vielen Verordnungen, denen wir ausgesetzt sind. So wie der Besitzer einer Eckkneipe, der plötzlich wegen eines gesetzlich vorgeschriebenen Rauchverbots in seinen Räumen seine wirtschaftliche Existenz bedroht sieht. Oder wenn die Müllabfuhr mal wieder teurer wird. Oder wenn ein Hausbesitzer für viel Geld sein gesamtes Abwasserrohrsystem selbst auf minimale Leckagen untersuchen lassen muss, die er dann für noch mehr Geld abzudichten hat.

Durch all diese sinnvollen oder nervigen Maßnahmen versuchen Gesellschaften, die Gesundheit ihrer Bürger im größtmöglichen Umfang zu schützen. Und diese behördlichen Maßnahmen sind äußerst wirkungsvoll.

Als im Zuge der Industrialisierung im 18. und 19. Jahrhundert in Europa und später in Amerika bis dahin unvorstellbar große Menschenmengen auf kleinstem Raum zusammenleben mussten, nahmen die Erkrankungen in den Ballungsräumen explosionsartig zu: Tuberkulose, Lungenentzündungen, Durchfallerkrankungen und Geschlechtskrankheiten rafften unfassbar viele Menschen dahin.

Die Verdopplung der Lebenserwartung, die wir in den letzten 150 Jahren erlebt haben, ist nur zum geringsten Teil Folge medizinischer Bemühungen um den einzelnen Kranken. Die Lebenserwartung verlängerte sich in dem Maße, in dem die Lebensbedingungen verbessert wurden: Die hygienischen Verhältnisse, die Ernährung, der Wohnraum, die Arbeitsbedingungen.

VERORDNETE GESUNDHEIT – DIE GESELLSCHAFT FORDERT Behördliche Kontrollen, Vorschriften, Auflagen: All das hat zwei Seiten. Frau Kreisler hat die Kehrseite kennengelernt. Sie sah sich mit der Gesellschaft konfrontiert, die sich vor ihren Keimen schützen will. Sie hat diese Konfrontation als unangenehm oder sogar bedrohlich erlebt. Schließlich hatte sie Angst um ihren Arbeitsplatz. Die meisten von uns haben ein ambivalentes Verhältnis zu solchen Regeln, Gesetzen und Verordnungen. Wir fühlen uns manchmal drangsaliert, manchmal bedroht, aber meistens eben doch geschützt. Auch wenn uns das gar nicht immer bewusst ist. Wir gehen, ohne groß nachzudenken, in ein Restaurant und setzen einfach voraus, dass es dort sauber zugeht und das Gesundheitsamt und die Gewerbeaufsicht gelegentlich vorbeischauen, ob auch alles in Ordnung ist und bleibt. Darauf haben wir schließlich auch ein Recht.

Dieses Recht ist nicht selbstverständlich. Es ist eine relativ neue Errungenschaft. Das Recht, in einer behördlich kontrollierten Umgebung zu leben, die uns vor gesundheitlichen Risiken schützt.

Ein Bauer im 12. Jahrhundert wäre wahrscheinlich nie auf die Idee gekommen, ihm stehe ein Recht auf sauberes Trinkwasser zu oder ärztliche Versorgung oder ein sicherer Zustand der Wege, die er benutzt. Er hat sich wahrscheinlich darüber auch keine Gedanken gemacht.

Ein Bürger in einer deutschen Stadt im 16. Jahrhundert wird wahrscheinlich schon eher Rechte gekannt haben, die seine Gesundheit betrafen. Vielleicht der Zugang zu einem zuverlässigen Brunnen. Oder Ansprüche an Gebäudesicherheit oder das gefahrlose Passieren von Brücken. Aber ein Gesundheitssystem, das umfassende Ansprüche garantierte und großen Teilen der

Bevölkerung zugänglich war, entwickelte sich in Deutschland erst gegen Ende des 19. Jahrhunderts.

Und heute? Heute leben wir in einer Gesellschaft, die körperliche Integrität als Grundrecht empfindet und erwartet, dass die Solidargemeinschaft vom Heftpflaster bis zur Herztransplantation die Kosten übernimmt. Eine Gesellschaft chronisch Kranker, die   147
noch die seltsamsten Auffälligkeiten als Krankheit bezeichnet und die absonderlichsten Krankheiten erkennt oder erfindet: Vom Sick-Buildings-Syndrom über Cholesterinwerte bis zu multipler chemischer Sensitivität, von Elektrosmogbeschwerden bis zur Sexsucht. Und dabei nicht mitbekommt, dass der vermeintliche Anspruch auf Gesundheit eine Kehrseite hat: die Pflicht zur Gesundheit.

DU SOLLST GESUND SEIN Herr Vollard ist 59 Jahre alt und weiß schon seit mehreren Jahren, dass er ein Problem hat. In unregelmäßigen Abständen war er in meine Praxis gekommen, um sich »mal wieder so richtig gründlich durchuntersuchen zu lassen.« Ich sehe ihn immer ganz gerne, er hat eine durchgehend positive Ausstrahlung. Immer gut gelaunt, immer ein bisschen unter Dampf, manchmal dann auch ein bisschen anstrengend. Er hat eine leitende Stellung in einem Speditionsunternehmen. »Totaler Stressjob«, wie er lachend verkündet. Aber der totale Stressjob scheint ihm Spaß zu machen.

Herr Vollard ist etwas kleiner als ich, ungefähr 175 cm groß, aber doppelt so dick. Fast doppelt so dick. Er wiegt bestimmt 120 kg und raucht anderthalb Schachteln Zigaretten am Tag. Und trinkt gerne Bier. Und Schnaps. Er ist bei seinem Gewicht natürlich nicht gerade sportlich, treibt auch keinen Sport und hat nie Sport getrieben.

Und ich? Ich untersuche ihn alle ein bis zwei Jahre. Er sitzt dann mit freiem Oberkörper schwitzend bei mir auf der Untersuchungsliege. Während ich seinen Blutdruck messe, schaue ich staunend auf seinen gewaltigen Bauch. Und dann etwas beunruhigt auf die Skala des Messgerätes: 175/100 mmHg. Mal mehr, mal weniger. Später liegt er dann etwas schnaufend auf der Liege und ich versuche durch die erhebliche Unterhautfettschicht hindurch das Herz abzuhorchen und gebe den Versuch, seinen Bauch gebührend mit meiner tastenden Hand zu erkunden, nach kurzem Bemühen auf. Man kommt einfach nicht durch. Auch der Ultraschall, von dem ich mir mehr Auskünfte erhoffe, verdämmert irgendwo nach zehn Zentimetern im Bauchfett. In der Tiefe kann ich dann gerade noch die deutliche Fettleber erkennen.

»Oh, Herr Vollard«, sage ich, »irgendwas muss geschehen.«

»Aber sicher, Herr Doktor, wir gehen das an.« Aber mit schöner Regelmäßigkeit passiert nichts.

Zu unserem Ritual gehört dann noch die Blutabnahme. Das Ergebnis steht immer schon vorher fest: das Cholesterin hoch, die Triglyceride hoch, der Blutzucker hoch, die Harnsäure hoch. Es ist jedes Mal ganz furchtbar. Aber Herr Vollard ist viel zu zufrieden mit allem, als dass er sich durch so etwas aus der Ruhe bringen lassen könnte.

»Herr Doktor, Sie wissen doch, das ist nicht so einfach.« Nein, einfach ist das alles nicht.

»Und ich weiß ja auch, dass es nicht gesund ist. Aber mal ehrlich«, und er schaut mich mit seinem gewinnenden Lächeln an, »sterben müssen wir doch alle mal.« Dann erzählt er mir, dass sein Vater 86 Jahre alt geworden ist und auch geraucht hat, getrunken hat und auch zu dick war. Was soll ich sagen? Ich versuche es jedes Mal wieder. Mit dem Rauchen. Und dem Essen. Und dass er endlich den Blutdruck behandeln muss, wenn er schon nicht richtig abnehmen kann.

»Ja, ja, das gehen wir auch an«, sagt er dann, und alles bleibt beim Alten.

Aber vielleicht nicht mehr lange.

Denn Herr Vollard hat nicht nur ein Problem mit Cholesterin, Übergewicht, Nikotin und Bluthochdruck. Er hat auch ein Problem mit der Gesellschaft, in der er lebt. Beziehungsweise diese mit ihm. Herr Vollard ist, ob er es will oder nicht, Teil der Solidargemeinschaft, die in Deutschland per Gesetz eingeführt wurde, um die finanziellen Belastungen des Einzelnen im Krankheitsfalle erträglich zu halten. Wer krank wird, erhält auf Kosten der Solidargemeinschaft Hilfe. Darauf hat jeder Kranke Anspruch. Aber diese Hilfe kostet Geld. Und da die Ansprüche immer größer geworden sind, die Hilfe immer besser, die Menschen immer älter und immer mehr Leute immer mehr aus der gemeinsamen Kasse entnehmen, ist das Geld knapp geworden. Die Solidargemeinschaft ist klamm und muss sich überlegen, wie sie mit ihren spärlichen Ressourcen zurechtkommt. Und an dieser Stelle beginnt sie, sich an Herrn Vollard zu reiben.

Denn nach allgemeiner Ansicht ruiniert Herr Vollard leichtfertig seine Gesundheit. Und wird, über kurz oder lang, mit seinen Beschwerden und Krankheiten seiner Krankenkasse finanziell zur Last fallen. Ihm wird also deutlich gemacht: So geht das nicht. Er soll gefälligst gesünder leben.

An manche Verordnungen hat sich Herr Vollard schon vor langer Zeit gewöhnen müssen. Er schnallt sich beim Autofahren an, und wenn er ein Motorrad hätte und es auch fahren würde, hätte er dabei einen Helm auf. Auf seinen Zigarettenpackungen stehen sogenannte Warnhinweise, deren einziger Zweck es aber ist, ihm den Spaß zu verderben. Und in seiner Eckkneipe darf er den Inhalt der Schachtel nicht rauchen. Demnächst wird der Camembert einen roten Punkt auf der Packung haben, weil er Fett enthält. Und wenn Herr Vollard sich einen teuren französischen Rotwein gönnt, wird ihn ein Totenkopf davor warnen, ihn zu trinken, weil Alkohol ein Gift ist.

Aber die Gesellschaft wird noch einen Schritt näher an ihn herantreten und Forderungen formulieren, die wesentlich stärker in sein Selbstbestimmungsrecht eingreifen werden als die Anschnallpflicht, die Warnung auf Zigarettenschachteln oder ein roter Punkt auf dem Käse. Die Methoden sind komplex, für den Laien unverständlich und subtil.

Herrn Vollards Übergewicht, sein Cholesterin und sein Blutdruck sind nicht ansteckend und sein Alkoholkonsum ist es auch nicht. Und wenn er sich im Auto nicht anschnallt, bricht er sich bei einem Unfall das Genick und sonst niemand. All diese Vorschriften und Sanktionen, Warnungen und Pflichten dienen nicht dem Schutz des Kollektivs vor der Krankheit des Einzelnen. Mit all diesen Maßnahmen schützt sich die Gesellschaft lediglich vor den finanziellen Belastungen durch die Ansprüche eines Kranken.

Bisher geschieht das noch relativ moderat. Mit Appellen oder finanziellen Anreizen. Aber es ist bereits erkennbar, wie die weitere Entwicklung aussehen wird. Zurzeit noch freiwillige Vorsorgeuntersuchungen während der Schwangerschaft können ebenso wie die Kinder- und Jugenduntersuchungen bald zur Pflicht werden. So wie in der Vergangenheit versucht wurde, die Teilnahme an Krebsvorsorgeuntersuchungen zur Pflicht zu machen. Die Deutsche Gesellschaft für Kardiologie fordert in ihrer Leitlinie zur Prävention von Herz-Kreislauferkrankungen, nicht nur den Schulsport auszuweiten, sondern die Befreiung vom Schulsport, die bisher durch die Haus- und Kinderärzte möglich ist, nur noch vom Amtsarzt durchführen zu lassen. Über Vorsorge- und Behandlungsprogramme werden Ärzte gezwungen, Gewicht und Lebensstil ihrer Patienten zu überprüfen und nötigenfalls Einfluss zu nehmen, und Ärzte sollen von Patienten selbst verschuldete, gesundheitliche Störungen melden.

Die meisten betroffenen Patienten spüren die Beobachtung und Kontrolle, der sie ausgesetzt sind, nicht. Bonusprogramme der Krankenkasse für die Teilnahme an gesundheitserhaltenden Maßnahmen werden in aller Regel als Belohnung empfunden. Und nicht etwa als Benachteiligung derjenigen, die sich dem Diktat fremdbestimmter Maßnahmen nicht unterwerfen wollen.

Die Pflicht zur Gesundheit ist angesichts ständig expandierender Erwartungen und schrumpfender finanzieller Mittel zwingende Notwendigkeit für ein Gesundheitssystem geworden, das um sein Überleben kämpft. Sie ist der Preis, den eine Gesellschaft fordert, die immer höhere Ansprüche an Gesundheit und Langlebigkeit erfüllen soll. Und wir sind, ohne es zu bemerken, von Begünstigten zu Opfern unseres Gesundheitssystems geworden.

Ich sitze im ärztlichen Notdienst. Mittwochnachmittag. Es ist nicht viel los, wie meistens mittwochs. Das Telefon klingelt und die Arzthelferin nimmt ab.

»Da ist eine Frau dran. Sie hat eine Frage wegen ihres Mannes. Er hat Durchfall. Es besteht der Verdacht auf eine meldepflichtige Erkrankung.«

Meldepflichtige Erkrankung? Verdacht auf eine meldepflichtige Erkrankung? Seltsam, denke ich, wie bekommt man denn den Verdacht auf eine meldepflichtige Erkrankung?

»Na, dann stellen Sie mal durch«, sage ich.

Eine etwas hektische und wichtigtuerische Frauenstimme, Anfang 30, schätze ich. Sie klingt nicht dumm, sie spricht ein gutes Deutsch mit einem leicht bayerischen Akzent.

»Wir kommen aus München, wir sind zu Besuch hier«, berichtet sie. Und ich weiß nicht genau, warum sie mir das sagt.

»Mein Mann hat Durchfall. Wir haben den Verdacht, dass eine meldepflichtige Erkrankung vorliegt.«

Nun haben wir ja schon gehört, dass für praktisch alle Durchfallerkrankungen, bei denen ein Erreger nachgewiesen wird, eine

Meldepflicht besteht. Aber dass mir ein Patient beziehungsweise seine Frau sagt, es bestehe der Verdacht auf eine meldepflichtige Erkrankung, das ist doch ungewöhnlich. Und jetzt mache ich meinen ersten Fehler. «Wie kommen Sie denn darauf, dass Ihr Mann eine meldepflichtige Erkrankung hat?«, frage ich erstaunt. Zugegebenermaßen ungeschickt.

Und die Frau reagiert auch prompt etwas pikiert:»Ich rufe Sie doch nicht aus Spaß an. Ein Bekannter, mit dem mein Mann Umgang hatte, hat Campylobacter. Das wurde nachgewiesen.«

Campylobacter. Unser alter Bekannter. Hatte Frau Kreisler auch. Und ich mache meinen zweiten Fehler.

»Was meinen Sie denn damit, dass Ihr Mann Umgang mit einem Bekannten hatte?«

Die Anruferin gerät kurz aus dem Konzept, teilt mir dann aber mit, dass ihr Mann die gleiche Toilette benutzt hat wie der Erkrankte.

»Na ja«, sage ich,»das ist ja noch nicht so gefährlich. Was hat Ihr Mann denn für Beschwerden?«

»Ja, Durchfall natürlich. Das habe ich Ihnen doch schon gesagt. Wir wollen vorbeikommen und den Stuhl untersuchen lassen.«

Und ich mache meinen dritten Fehler. Ich hätte sagen sollen: »Ja, das ist im Prinzip richtig. Aber wir haben hier im Ärztenotdienst leider kein mikrobiologisches Labor. Da müssen Sie morgen bei einem Kollegen in der Praxis eine Stuhlprobe abgeben, damit der die dann an ein Labor schickt.« Und weiter:»Das tut mir wirklich leid, das geht hier heute im Notdienst wirklich nicht.«

All das hätte ich sagen sollen. Aber ich sage etwas anderes und bekomme deshalb Ärger mit der Frau, gewinne aber auch eine neue Erkenntnis. Ich bin einfach ziemlich perplex, dass jemand allen Ernstes glaubt, wir könnten im Notdienst auf die Schnelle mal Stuhl auf Campylobacter untersuchen. In unserem kleinen, bescheidenen Notdienst. Und so stelle ich mich etwas auf die Hinterbeine und sage:»Warum wollen Sie denn jetzt den Stuhl untersuchen lassen? Selbst wenn Ihr Mann Campylobacter hätte, behandeln würde man ihn doch sowieso nicht. Außer mit den allgemeinen Maßnahmen.« Und damit habe ich meinen größten Fehler in diesem ganzen verkorksten Gespräch gemacht. Die Frau hat das Gefühl, dass ich die Krankheit ihres Mannes, der Durchfall hat, nicht genügend würdige.

»Aber das ist doch eine meldepflichtige Erkrankung. Die muss doch gemeldet werden«, wiederholt sie. »Und dann braucht mein Mann ein Antibiotikum.« Spätestens jetzt hätte ich einlenken müssen, etwa so: »Tja, das tut mir wirklich leid, heute kriegen wir das hier im Notdienst nicht raus.«

Aber ich werde nun wirklich etwas bockig und sage: »Nö. Eine Campylobacter-Infektion bei einem sonst gesunden Menschen und unkompliziertem Verlauf wird nicht behandelt.« Das ist übrigens auch so. Und noch etwas anderes ist zutreffend, was ich der Frau überflüssigerweise sage: »Und außerdem, so schnell hat man das Ergebnis ja auch nicht vorliegen. Das wird doch erst mal im Labor untersucht.«

Jetzt kontert die Frau: »Bei unserem Bekannten lag das Ergebnis aber sofort vor.«

Das stimmt zwar sicher nicht, aber ich komme jetzt endlich zur Vernunft und versuche, das Gespräch in ruhigere Bahnen zu lenken und zu Ende zu bringen. Aber dafür ist es zu spät. »Wissen Sie eigentlich gar nicht, dass das meldepflichtig ist? Ich habe jetzt auch keine Lust mehr, mich mit Ihnen noch weiter zu unterhalten. Dann muss ich das eben anders machen.«

Und ehe ich noch etwas erwidern kann, legt die Frau auf. Aber vorher höre ich noch eine Männerstimme im Hintergrund, die dem Ganzen ein kleines Highlight aufsetzt:

»Scheint etwas inkompetent zu sein.« Ich vermute, das war ihr kranker Mann, und ich vermute, er meinte mich.

Ich weiß nicht, ob ich mich ärgern oder einfach darüber lachen soll. Plötzlich dämmert es mir: Das passt doch genau in das Kapitel über Behördenmedizin. Und ich komme ins Nachdenken über den Verlauf des Gesprächs.

Warum war es so schiefgelaufen? Natürlich habe ich die ganze Sache gegen die Wand fahren lassen. Aber warum? Mich hatte die Hektik und Wichtigtuerei der Frau gestört. Und dann dieses: »Eine meldepflichtige Krankheit.« Mit der sie die Bedeutung der ordinären Durchfallerkrankung ihres Mannes unterstreichen wollte. Ich vermute, das hat mich am meisten gestört. Vielleicht gehe ich etwas zu weit. Aber ich glaube, in dem Verhalten einen Wesenszug zu erkennen. Ich möchte nicht unbedingt sagen, einen deutschen Wesenszug. Aber doch das Bedürfnis, sich einer Kontrolle zu unterwerfen.

5. Im Grenzbereich

ROHSTOFF LEICHE

Vor mir liegt Herr Malchow. Ich schaue ihn lange an. Seine Augen sind geschlossen. Das große, kantige Gesicht, in das ich sehe, ist etwas geschwollen. Die Haut ist rosig. Aus seinem Mund ragt ein fingerdicker Tubus, der mit einem Beatmungsgerät verbunden ist. Durch das dünne Laken, das Herrn Malchow bis zum Kinn bedeckt, sehe ich die Konturen seines Körpers. Er ist ein kräftiger Mann, sicher über 1,90 m groß. Während das Beatmungsgerät unter sich gleichförmig wiederholenden, rhythmischen Geräuschen arbeitet, hebt und senkt sich Herrn Malchows Brustkorb. Durch das weiße Laken zeichnen sich die Kabel des EKG ab. Am rechten Hals verläuft ein Infusionsschlauch, der unter einem sauberen, rechteckigen Verband verschwindet. Mehrere Pumpen summen leise und drücken Medikamente in den Schlauch. Neben dem Bett hängt ein Urinbeutel, halbvoll. Ich schaue auf den Monitor über dem Bett. Herzfrequenz 78 Schläge pro Minute, Blutdruck 142/79 mmHg. Herr Malchow ist gut versorgt. Seine Funktionen sind stabil, es geht ihm soweit gut. Es besteht kein Handlungsbedarf. Kein Handlungsbedarf mehr. Denn Herr Malchow ist tot.

Herr Malchow ist 38 Jahre alt geworden. Er war auf dem Weg von der Arbeit nach Hause, als ihm ein neunzehnjähriger, angetrunkener Mann in einer langgezogenen Kurve entgegenkam und auf seine Spur geriet. Er kollidierte frontal mit Herrn Malchows Wagen. Innerhalb kürzester Zeit war ein Rettungshubschrauber eingetroffen. Der Neunzehnjährige konnte mit schweren inneren Verletzungen und Brüchen durch eine Notoperation gerettet werden. Herr Malchow hatte ebenfalls Knochenbrüche, aber, unangenehmer, ein schweres Schädel-Hirn-Trauma. Sein Kreislauf konnte stabilisiert werden, er wurde künstlich beatmet, aber, wie sich herausstellte, war sein Gehirn irreversibel, also unumkehrbar geschädigt. Nach mehreren Untersuchungen wurde festgestellt: Herr Malchow ist tot, hirntot. Ein Mensch wird als hirntot bezeichnet, wenn die Gesamtfunktion seines Gehirnes – Großhirn, Kleinhirn und Hirnstamm – unumkehrbar erloschen ist und die Herzkreislauffunktion nur noch durch künstliche Beatmung aufrechterhalten wird. Die Entscheidung, bei einem Mensch den Hirntod festzustellen, basiert auf drei Voraussetzungen: Es liegt eine akute schwere Hirnschädigung vor. Es bestehen typische Krankheitszeichen der Hirnschädigung: Koma, Fehlen von Reflexen, Atemstillstand. Es ist nachgewiesen, dass die Veränderungen irreversibel, also unumkehrbar sind. Dieser Nachweis basiert auf der Beobachtung des Zustandes über einen Zeitraum von 12 bis 72 Stunden – je nach besonderer Situation – und auf ergänzenden technischen Untersuchungen, insbesondere dem Elektroenzephalogramm, der Ableitung der Hirnströme.

Meine Aufgabe ist es jetzt, Herrn Malchows Angehörige über seinen Zustand zu informieren. Die Angehörigen, das sind in erster Linie seine Frau und – schrecklicherweise – seine beiden Söhne. Sie sind acht und zwölf Jahre alt. Und später werden dann auch seine Eltern kommen. Die Mutter ist 69, der Vater 73 Jahre alt.

Ich komme der unangenehmen Aufgabe in unserem kleinen, unscheinbaren und unpersönlichen Arztzimmer nach. Langsam und vorsichtig bereite ich die Ehefrau auf die Wahrheit vor:

»Ihr Mann ist sehr schwer verletzt worden. Besonders im Bereich des Kopfes. Es ist zu einer starken Einblutung gekommen.« Und schließlich der immer etwas verlogene und schwammige Satz: »Es sieht nicht gut aus.«

Das Gespräch dauert zehn Minuten, vielleicht auch eine Viertelstunde. Dann habe ich es hinter mir. Es klingt nicht gut, aber es ist so. Ich bin erleichtert, dass ich endlich sagen kann: »Ihr Mann ist tot.«

»Kann ich ihn sehen?«

»Ja, natürlich.« Ich bin froh, dass wir den kleinen Raum verlassen können, dass wir endlich zu dem Toten gehen können, der nach wie vor wie ein Patient aussieht. So sieht es auch Frau Malchow, als sie an seinem Bett steht. Bemerkenswert gefasst übrigens.

»Aber ...«, beginnt sie. Ich sehe sie fragend an.

»Aber, er sieht doch ... so lebendig aus.«

Ja, das tut er. Die beruhigende Gleichförmigkeit der Beatmung, der regelmäßige Piepston, der den Puls hörbar macht, die gleichmäßige Aktivität im Bildschirm-EKG. Herr Malchow sieht wirklich noch ganz lebendig aus. Aber er ist nach medizinischen Kategorien tot. Hirntot.

WARTEN Als Herr Malchow in seinen Wagen stieg, um nach der Arbeit zu Frau und Kindern nach Hause zu fahren, lag in der Universitätsklinik in Münster eine Frau auf der Intensivstation. Frau Brandes. Sie hat eine dilatative Kardiomyopathie. Das ist eine Erkrankung, bei der es zu einer fortschreitenden Schwäche des Herzmuskels kommt und schließlich zum Erliegen der Pumpfunktion.

Frau Brandes wird bald sterben. Ihre Chance, das nächste Jahr zu überleben, geht gegen null. Es sei denn, man könnte ihr Herz austauschen, gegen ein Fremdorgan. Durch eine Organtransplantation. So etwas ist nicht ganz einfach durchzuführen, aber technisch möglich. Das war nicht immer so. Die Geschichte der Organtransplantation ist durch zahllose Schwierigkeiten und gravierende Rückschläge gekennzeichnet. Über Jahrhunderte wurde Wissen akkumuliert und schließlich, in den 60er-Jahren des vorigen Jahrhunderts, explodierten die technischen Möglichkeiten, einen Organtransfer von einem Verstorbenen auf einen Lebenden vorzunehmen.

GESCHICHTE DER ORGANTRANSPLANTATION Der Transplantationsgedanke ist uralt. Schon vor zweitausend Jahren versuchte man, teilweise erfolgreich, Körpergewebe und Organteile zu verpflanzen. Allerdings nicht von einem Menschen auf einen anderen, sondern nur von einer Körperstelle auf eine andere, innerhalb eines Individuums. Das erste Gewebe war wahrscheinlich die Haut. Man konnte bei verletzten Menschen durch Hautlappenverschiebungen auch größere Defekte decken und damit chirurgisch dauerhaft versorgen. Bereits im 16. Jahrhundert wurden beachtliche Leistungen bei der wiederherstellenden Gesichtschirurgie erreicht. Hierbei wurden Hautlappen mitsamt ihrer Gefäßversorgung aus dem Oberarm mobilisiert und im Gesicht implantiert, um Nasen- und Lippenverletzungen zu korrigieren. Der Prozess bis zum Einwachsen dauerte Monate, war aber technisch erfolgreich. Insbesondere der Italiener Gasparo Tagliacozzi (1546–1599) verfeinerte und perfektionierte diese Methode. Bereits 1817 wurde von Asthley Cooper (1768–1841) freies Hautgewebe bei einem Patienten transplantiert. Ihm wurde Haut entnommen und ohne die dazugehörende Gefäßversorgung, also frei, an einem anderen Ort reimplantiert. In der zweiten Hälfte des 19. Jahrhunderts wurden dann bereits Knochen, Knorpel, Muskel und schließlich auch Blutgefäße verpflanzt. Es handelte sich bei dieser Form von Gewebetransplantationen um plastisch-chirurgische Verfahren. In der zweiten Hälfte des 19. Jahrhunderts entwickelte sich auch die Idee, durch Transplantationen erkrankte Organe zu ersetzen.

Theodor Kocher (1841 – 1917) hatte 1883 das gravierende Krankheitsbild beschrieben, das nach einer kompletten Entfernung der Schilddrüse auftrat, die natürlich zum völligen Verlust von Schilddrüsenhormon führte. Im gleichen Jahr führte er die ersten Organtransplantationen mit Schilddrüsengewebe durch. Kocher erhielt 1909 für diese Arbeiten den Nobelpreis. Bis zum Ende des 19. Jahrhunderts wurden dann zahlreiche Organe Ziel von Transplantationsversuchen, zunächst im Tierexperiment: Nieren, Schilddrüse sowie andere Drüsen der inneren Sekretion. Transplantiert wurden unter anderem Hoden, aber auch Herzen und Nieren.

Der technisch wichtigste und schwierigste Teil einer Transplantation kompletter Organe ist das Herstellen einer funktionierenden Blutversorgung. Die teilweise sehr kleinen arteriellen und venösen Blutgefäße, ohne die ein Organ nicht mit Sauerstoff und Nährstoffen versorgt werden kann, sind außerordentlich schwierig zu nähen. Der Transplantationschirurg Felix Largiader bezeichnet das Jahr 1902 als die offizielle Geburtsstunde der Organtransplantation. In diesem Jahr beschreibt der Chirurg Emerich Ullmann die Verpflanzung der Niere von Hunden an deren Hals oder Leiste. Zur Aufrechterhaltung der Blutversorgung überbrückte er die durchtrennten Blutgefäße mit dünnen Röhrchen. Die Lebensdauer dieser Transplantate war auf wenige Tage beschränkt. Aber noch im gleichen Jahr perfektionierte der französisch-amerikanische Chirurg Alexis Carrel (1873 – 1944) die Technik der Gefäßnaht. In den nächsten Jahren wurden in Tierexperimenten mehr oder weniger erfolgreich die Nieren, die Milz, der Dünndarm und andere Organe transplantiert. Auch an das Herz machte man sich, allerdings noch erfolglos, heran. 1912 erhielt Carrel für seine Arbeiten den Nobelpreis. In dem Maße, in dem die Verpflanzung von Gewebe und Organen technisch möglich wurde, traten neue Schwierigkeiten in den Vordergrund, die über viele Jahre nicht gelöst werden konnten. Bereits 1804 hatte Giuseppe Baronio (1759 – 1811) festgestellt, dass er bei einem Schaf Haut zwar von einem Ort zu einem anderen transplantieren konnte, nicht jedoch von einem Schaf auf ein anderes.

In den ersten Jahren des 20. Jahrhunderts erkannte man durch systematische Untersuchungen, dass bei der Organ- und Gewebetransplantation von einem Individuum auf ein anderes irgendein unbekannter Faktor zur Zerstörung des Transplantats, zu einer Abstoßung führt. An dieser Abstoßung scheiterten sämtliche Versuche, den Organersatzgedanken in die Wirklichkeit umzusetzen.

Immerhin wurde 1936 die erste Nierentransplantation mit der Niere eines Verstorbenen durchgeführt, allerdings ohne länger anhaltenden Erfolg.

1942 wies dann Peter Brian Medawar (1915 – 1987) die immunologische Natur der Transplantatabstoßung nach. 1954 gelang den Chirurgen Joseph E. Murray und John P. Merrill die erste Nierentransplantation bei eineiigen Zwillingen, mit der erstmals das Langzeitüberleben eines Transplantats erreicht wurde. Und Ende der 1950er-Jahre war es erstmals möglich, systematisch das Immunsystem zu unterdrücken, um die Abstoßungsreaktion zu verhindern.

Zunächst geschah das durch eine Ganzkörperbestrahlung, später durch eine pharmakologische Immunsuppression. Seit den 1960er-Jahren begann sich die Transplantationsmedizin auf dem Boden der technisch-chirurgischen Fortschritte und der Erkenntnisse von Immunologie, Abstoßung und Immunsuppression als erfolgreiche Behandlungsmethode bei Erkrankungen zahlreicher Organe zu etablieren.

Die erste, zumindest vorübergehend erfolgreiche Herztransplantation führte der südafrikanische Chirurg Christiaan Neethling Barnard (1922 – 2001) am 03.12.1967 am Groote-Schur-Krankenhaus in Kapstadt durch. Der Empfänger war Louis Washkansky. Er überlebte den Eingriff achtzehn Tage.

AUF DER LISTE Die Chancen für Frau Brandes, die Herztransplantation länger zu überleben, sind sehr gut. Heute leben nach fünf Jahren noch 60 bis 70 Prozent aller Menschen, die ein gesundes Herz empfangen haben. Gegenüber den schlechten Chancen, mit ihrem eigenen Herzen überhaupt die nächsten Monate zu überleben, sind das hervorragende Behandlungsergebnisse. Aber wie kommt Frau Brandes jetzt an ihr neues Herz?

In den Pioniertagen der Transplantationsmedizin wurden Empfänger mehr oder weniger durch die Zufälle der aktuellen Situation bestimmt: Ein Patient lag im Krankenhaus, seine Erkrankung erreichte einen kritischen Punkt, die medizinischen Möglichkeiten im Krankenhaus bestanden und es gab ein Organ, das zur

Verfügung stand. So fing es an. Die Transplantationsmedizin blieb dann über viele Jahre eine experimentelle Methode.

In dem Maße, in dem die Organtransplantation immer mehr zu einem Routineeingriff wurde und sich zu einer etablierten Behandlungsform entwickelte, entstand die Notwendigkeit, die Verteilung der knappen Organe nach durchschaubaren und möglichst gerechten Kriterien vorzunehmen. Auch wenn es immer wieder zu unklaren und zweifelhaften Entscheidungen kam und kommen wird: Heute erfolgt die Verteilung der Organe auf die wartenden Empfänger entsprechend den allgemein anerkannten Regeln medizinischer Gerechtigkeit. Organspenden und der Empfang von Organen werden in Deutschland von Eurotransplant organisiert. Das ist eine Stiftung mit Sitz in Leiden in den Niederlanden, die als Vermittlungsstelle für Organspenden in mehreren europäischen Staaten tätig ist.

Frau Brandes wurde bereits vor Monaten als potenzielle Organempfängerin auf eine sogenannte Warteliste gesetzt. Auf dieser Liste stehen diejenigen Patienten, bei denen in absehbarer Zeit ein Organversagen eintreten wird. Und wenn irgendwo ein Organ von einem Spender zur Verfügung steht, wird dieses Organ einem Patienten dieser Warteliste zugeordnet. Die Zuordnung erfolgt aufgrund eines komplizierten Regelwerkes. Berücksichtigt werden – neben anderen Faktoren – die Krankheit, das Alter, die Lebenserwartung und, besonders wichtig, ob Spenderorgan und Empfänger immunologisch gut zueinander passen. Das heißt, ob die Chance gut steht, eine Abstoßungsreaktion zu verhindern.

Im Hinblick auf die Herztransplantation verhält es sich mit der Warteliste so: In Deutschland warten zurzeit etwa neunhundert Menschen auf ein Spenderherz. Die Zahl der etwa vierhundert in Deutschland durchgeführten Herztransplantationen ist relativ konstant. Die Wartezeit für ein Herz beträgt etwa ein Jahr. Fast 20 Prozent der Patienten, die auf der Warteliste stehen, sterben, bevor sie ein neues Herz bekommen. Diese Situation wird mit dem Begriff Organmangel beschrieben.

Theoretisch könnte das System problemlos funktionieren. Wenn alle potenziellen Spender ihre Organe zur Verfügung stellen würden, könnten alle heute medizinisch notwendigen oder sinnvollen Transplantationen durchgeführt werden. Aber trotz der beachtlichen und von den meisten Menschen auch bewunderten

Leistungen der Transplantationsmedizin haben die meisten von uns keinen Organspenderausweis bei sich und haben auch gegenüber ihren Angehörigen nicht klargemacht, ob sie bereit wären, nach ihrem Tod ihre Organe zu spenden.

ORGANMANGEL Im Gegensatz zu der Zahl der Herztransplantationen ist in den letzten zehn Jahren die Zahl jährlich transplantierter Nieren von 2200 auf 2900 angestiegen und die Zahl transplantierter Lebern von unter 800 auf fast 1200. Seit 1963 wurden in Deutschland etwa 60000 Nieren transplantiert, 15 000 Lebern, 10000 Herzen, 2600 Lungen und 2500 Bauchspeicheldrüsen. Die Gesamtzahl der in Deutschland transplantierten Organe liegt bei 100000. Für alle diese Organe mussten Spender gefunden werden.

Neben den klassischen Organen Nieren, Leber, Herz, Lunge und Bauchspeicheldrüse wurden zahlreiche andere Organe und Organteile transplantiert: Hirnteile, Augenhornhäute, Gehörknochen, Schilddrüsen, Nebenschilddrüsen, Nebennieren, Darm, Herzklappen, Haut, Knochen, Gelenke, Bänder, Gefäße, Nerven, Extremitäten und Gesichtsteile. Schon 1966 konnte der Schweizer Transplantationschirurg Phillip Largadier sagen: »Vom ganzen Körper bleibt nur noch das zentrale Nervensystem der Transplantationsmedizin unzugänglich.« Beim Tier ist selbstverständlich auch das Gehirn bereits transplantiert worden.

Der Organmangel ist seit den 1970er-Jahren ein Problem der Transplantationsmedizin. Und er wird wahrscheinlich noch lange ein Problem bleiben. Denn in der Vergangenheit hat nicht nur das Spektrum transplantierbarer Organe permanent zugenommen, sondern auch die Zahl der behandelbaren Krankheiten und die Zahl transplantierter Patienten. Transplantationen werden heute auch bei Kranken durchgeführt, die vor 25 Jahren aufgrund ihres Alters nie operiert worden wären. Dieses zentrale Dilemma der Transplantationsmedizin bestimmt die Dynamik und Stoßrichtung der Erschließung neuer Ressourcen. Die Organknappheit wird zum entscheidenden Moment der Relativierung und Neubewertung zahlreicher medizinischer und allgemeinmenschlicher Themen: Leben und lebenswertes Leben, Sterben und humanes Sterben, Tod und Jenseitsvorstellungen.

Zu Lebzeiten war Herr Malchow Teil einer Gesellschaft, die durch einen Kanon gemeinsamer Werte zusammengehalten und bestimmt wird, das, was wir die westliche Gesellschaft nennen.

Diese Gesellschaft ist geprägt durch zwei Elemente: das naturwissenschaftliche Denken, dessen Wurzeln in der griechischen Antike liegen, und das Gebot der Nächstenliebe aus dem jüdisch-christlichen Denken. Herr Malchow war Teil einer Gesellschaft, die ihm innerhalb ihres Gesundheitssystems Leistungen angeboten, aber auch Forderungen gestellt hat. Und er ist Teil dieser Gesellschaft, selbst über seinen Tod hinaus. Zumindest was die Forderungen angeht. Und deshalb wird man jetzt fragen: Kann Herr Malchow noch als Verstorbener dazu beitragen, dass es einem anderen Menschen besser geht? Herr Malchow ist ein potenzieller Organspender geworden.

Dieser Tatsache hätte er sich zu keinem Zeitpunkt seines Lebens entziehen können und natürlich auch nicht nach seinem Tode. Diese Gesellschaft tritt einfach mit dieser Forderung an ihn heran. Nach der heutigen Rechtslage gibt es zwei Möglichkeiten, wie Herr Malchow vom potenziellen zum tatsächlichen Organspender wird: Entweder er hat vor seinem Tode in einem Organspenderausweis seinen Willen dokumentiert, nach seinem Tod Organe zur Transplantation zur Verfügung zu stellen. Oder er hat das nicht getan. Dann werden die Angehörigen zu dieser Angelegenheit befragt. Sie können der Organentnahme zustimmen oder sie ablehnen.

Was viele von uns vielleicht als Selbstverständlichkeit betrachten – den Willen des Verstorbenen zu respektieren und den Wunsch der nächsten Angehörigen – ist keineswegs so selbstverständlich, wie es scheint.

Die Pioniertage der Organtransplantation waren gekennzeichnet durch ein oft rabaukenhaftes Auftreten der Transplanteure bei der Organbeschaffung. Es ist sogar anzunehmen, dass die damaligen spektakulären Ersterfolge unter den heutigen gesetzlichen Bestimmungen nicht in dieser Weise hätten realisiert werden können. Und nach den Erfolgen wurde ziemlich schnell klar, dass die Operationskapazität die Zahl der angebotenen Organe übersteigen würde. Und relativ schnell versuchte man, einen möglichst unbeschränkten Zugriff auf Verstorbene zu legitimieren und den Weg hierzu dauerhaft frei zu machen. Es ist zu vermuten, dass die ersten Organe mit einer gewissen unreflektierten Selbstverständlichkeit entnommen wurden. Seit Jahrzehnten wurden Verstorbene seziert und dabei wurden auch Gewebe und Organe für therapeutische Zwecke entnommen, ohne dass hierüber je eine offene Diskussion stattgefunden hätte. Es war nicht zuletzt die eigenartige Rechtslage des Verstorbenen, die diese Entnahmen ermöglichte.

DIE RECHTE EINES TOTEN Als Herr Malchow für hirntot erklärt wurde, war dies nicht nur die Feststellung einer medizinischen Tatsache. Schlagartig änderte sich damit auch sein rechtlicher Status. Im Sinne des Bürgerlichen Gesetzbuches ist der Leichnam eine Sache. Allerdings eine besondere Sache. Leichen sind nicht vererbbar. An Leichen kann kein Eigentumsrecht erworben werden. Leichen gehören niemandem. Damit ist es um den Rechtsstatus des Leichnams schlecht bestellt. Es bestand eine Gesetzeslücke, die den Zugriff auf Leichenorgane in den ersten Dekaden der Transplantationsmedizin bis zum Jahr 1997 ermöglichte. Bis dahin konnten Ärzte Leichenorgane einfach entnehmen, ohne jemanden zu fragen. Zumindest strafrechtlich war das überhaupt kein Problem.

Als Diebstahl kann die Entnahme von Organen nicht bezeichnet werden, weil die Leiche nicht in fremdem Eigentum steht. Ein entnommenes Organ kann nicht Tatobjekt sein. Auch als Sache ist der Tote nicht geschützt. Da der Leichnam zwar eine Sache ist, diese jedoch niemandem gehört, ist an ihm eine Sachbeschädigung nicht möglich. Eine Sachbeschädigung betrifft immer eine »fremde Sache«. Und eine Sache, die niemandem gehört, ist im juristischen Verständnis auch niemandem fremd.

Geschützt ist der Leichnam vor Verunglimpfung. Und zwar durch den Paragrafen 189 des Strafgesetzbuches. Dieser Paragraf schützt das Andenken Verstorbener vor Verunglimpfung und die Angehörigen vor Beleidigungen. Und bei Beachtung menschenwürdiger Umstände während der Explantation von Organen liegt eine Verunglimpfung nicht vor. Übrigens im Rechtsverständnis der frühen Transplantationsmedizin auch dann nicht, wenn die Entnahme gegen den zuvor geäußerten Willen des Verstorbenen und der Angehörigen geschieht.

Am ehesten geschützt ist der Verstorbene noch durch seinen eigenartigen, für uns Lebende zwar erahnbaren, aber schwer begrifflich zu fassenden besonderen Zustand: die Totenruhe. Ein Zustand, den wir zwar nicht begreifen, aber intuitiv respektieren. Und die Totenruhe ist geschützt. Ihre Störung ist ein Straftatbestand: »Wer unbefugt aus dem Gewahrsam des Berechtigten eine Leiche, Leichenteile oder die Asche eines Verstorbenen wegnimmt, wer daran oder an einer Beisetzungsstätte beschimpfenden Unfug verübt, oder wer eine Beisetzungsstätte zerstört oder beschädigt, wird mit einer Freiheitsstrafe bis zu 3 Jahren oder mit

einer Geldstrafe bestraft.« (§ 168 StGB)

Der entscheidende Begriff ist der »Gewahrsam«. Ein Patient, der im Krankenhaus stirbt, geht in den »Gewahrsam« dieses Krankenhauses über. Und das war in der Frühzeit der Transplantationsmedizin fatal für den Toten. Denn im Krankenhaus war er nicht mehr vor ärztlichem Zugriff geschützt, weder als Toter noch als Sache.

Als hätte die Totenruhe jenseits ihrer juristischen Relevanz keine weitergehende Bedeutung, wurde in den ersten vierzig Jahren der Transplantationsmedizin das Gesetz zum Schutz der Totenruhe gegen diese verwendet. Die Logik, die den juristisch nicht versierten Beobachter hier überrascht, ist eines der delikatesten Probleme in der Geschichte der Transplantationsmedizin. Strafbar macht sich, wer Leichenteile aus »dem Gewahrsam des Berechtigten« unbefugt wegnimmt. Auch unter Juristen bestand keine völlige Klarheit, wer der »Berechtigte« ist. Angehörige? Erben? Das Krankenhaus? Entscheidend ist: Der Leichnam befindet sich in der Obhut des Krankenhauses und der dort tätigen Ärzte. Und damit haben diese de facto den »Gewahrsam an ihm«. Mit der Entnahme von Organen können sie also keinen fremden Gewahrsam brechen.

DAS TRANSPLANTATIONSGESETZ Die Bewertung und Einordnung juristischer Fragen der Organentnahme unterlag in der Geschichte der Transplantationsmedizin erheblichen Veränderungen. Nicht, weil sich die Transplantationsmedizin in irgendeiner Weise selbstkritisch innerhalb ihrer historischen Entwicklung relativiert hätte, sondern allein aus der Notwendigkeit heraus, sich an veränderte politische und gesellschaftliche Verhältnisse anzupassen. Innerhalb dieses Wandels blieb unter den Transplantationsmedizinern in Deutschland eine Einschätzung stets unverändert: Aufgabe der verantwortlichen Instanzen hat es zu sein, durch eine geeignete Gesetzgebung die Transplantationschirurgie zu erleichtern, das heißt zur Vermehrung der Organgewinnung beizutragen. Die Pioniere der Transplantationschirurgie hatten ein recht lockeres Verhältnis zu Recht und Gesetz. In den frühen Jahren wurden in Deutschland die bestehenden Gesetze – dieselben, die heute noch gültig sind – als völlig ausreichend angesehen. Für die straffreie Organentnahme bei Leichen sah man keine rechtliche Beschränkung. Dass die Entnahme von Leichenorganen zur Transplantation innerhalb des Spektrums ärztlichen Handelns etwas qualitativ völlig Neues war, wurde einfach negiert. Eine Notwendigkeit, diese revolutionierende Erweiterung des medizinisch Möglichen unter juristischen und sozialen Gesichtspunkten ernsthaft kontrollieren zu lassen, wurde nicht erkannt. Noch in den 1960er-Jahren, vor der ersten durchgeführten Herztransplantation, die die Transplantationsmedizin schlagartig auch in Deutschland ins öffentliche Interesse katapultierte, bestand an der Integrität der Ärzteschaft und an ihrer Befähigung, eigenverantwortlich Grenzen zu schaffen und zu respektieren, keinerlei Zweifel. Was angesichts der Verbrechen, die nur zwanzig Jahre früher durch Ärzte begangen worden waren, immerhin erstaunlich ist. Allen Ernstes wurde im Hinblick auf die Transplantationsmedizin das Primat der ärztlichen Standesethik und der individuellen Gewissensentscheidung über die – lückenhafte – gültige Rechtsordnung betont.

In den 1970er-Jahren kam es dann zu einer lebhaften Diskussion dieses Themas. Für die Transplantationschirurgie beinhaltete diese Diskussion ein erhebliches Problem: Die entscheidenden rechtlichen Regeln, die für die Organentnahme bei Leichen angewendet wurden, waren Paragrafen des Strafrechts. Die große Gefahr, die jetzt gesehen wurde, bestand in der möglichen Behinderung der Transplantationsmedizin durch die Gesetzgebung, die nach ärztlichem Verständnis die Organentnahme erleichtern sollte. Schlimmer noch: Es drohte die Gefahr einer Kontrolle der bisher autonom expandierenden Transplantationsmedizin. In dieser Situation schien der Status quo mit seiner etwas undurchschaubaren Rechtslage, die immerhin ein straffreies und unkontrolliertes Weiterarbeiten garantierte, dann doch das Beste.

Diese Einschätzung änderte sich in dem Moment, als kriminelle Elemente das bis dato in der Öffentlichkeit noch saubere Image der Transplantationsmedizin zu beschmutzen drohten. Da hörte man von Leichen, die regelrecht ausgeweidet wurden, von weltweitem Organhandel, von Herzen, die aus der damaligen DDR in die BRD verkauft wurden, von Organraub an Lebenden und Crash-Test-Versuchen mit Leichen. Alles Ereignisse, die geeignet waren, die Öffentlichkeit zu beunruhigen.

Erklärtermaßen um diese zu beruhigen und das Vertrauen der Bevölkerung in eine verlässliche Praxis der Organentnahme zu stärken, wurde in den 1990er-Jahren ein Transplantationsgesetz gefordert. Dieses gibt es seit 1997. Eine Organentnahme bei einem Verstorbenen ist dann möglich, wenn dieser zu Lebzeiten einer solchen zugestimmt hat. Und unzulässig, wenn sie zu Lebzeiten von ihm abgelehnt wurde. Wenn vom Verstorbenen keine Entscheidung getroffen wurde, können die Angehörigen befragt werden. Diese sollen dann den mutmaßlichen Willen des Verstorbenen zum Ausdruck bringen.

Aus Sicht der Transplantationsmedizin ist es deshalb wünschenswert, dass jeder einzelne Mensch sich über diese Frage Gedanken macht, sich dann möglichst für eine Organspende entscheidet und die Entscheidung in einem Organspendeausweis dokumentiert.

Im Mai 2008 gab die Bundeszentrale für Gesundheitliche Aufklärung im Auftrag des Bundesministeriums für Gesundheit eine kleine Broschüre heraus mit dem Titel:»Antworten auf wichtige Fragen. Organspende schenkt Leben«.

Sie beginnt mit den Sätzen:»Fragen, die das Leben und den Tod berühren, sind niemals einfach. So ist es auch nicht mit der Organ- und Gewebespende. Doch nur wer sich selbst entscheidet, übt sein Selbstbestimmungsrecht aus und erspart unter Umständen den nächsten Angehörigen eine große Belastung.«

Was hätte Herr Malchow gedacht, wenn er, zum Beispiel im Wartezimmer seines Hausarztes, diese Broschüre gelesen hätte? Und was hätte Frau Malchow gedacht? Vielleicht hätten sie sich darüber unterhalten. In etwa so:»Sag mal, wie stehst du eigentlich dazu?« Es wäre vielleicht der Anfang eines längeren Gesprächs gewesen, das dann in den nächsten Tagen immer mal wieder aufgenommen worden wäre und zu dem Ergebnis geführt hätte: »Eigentlich eine gute Sache. Stell dir mal vor, unsere Kinder benötigen vielleicht einmal eine Spenderniere.«

Vielleicht hätte Frau Malchow aber auch gesagt:»Du, davon will ich jetzt nicht mehr sprechen.« Sie hätte wahrscheinlich Schwierigkeiten gehabt zu artikulieren, warum sie darüber nicht sprechen möchte. Aber sie hätte eines gewusst: Irgendwie ist ihr das Thema unangenehm. Das Thema Tod und Sterben und Organentnahme.

Dies ist eines der großen, ungelösten Probleme der Transplantationsmedizin. Diese hat sich, nachdem die technischen Schwierigkeiten weitgehend gelöst waren und das größte Hindernis, die immunologische Abstoßungsreaktion, relativ wirkungsvoll beseitigt werden konnte, in atemberaubender Geschwindigkeit entwickelt und schließlich in den 1970er-Jahren etabliert. Sie tat das am Anfang im Verborgenen und plötzlich im grellen, blendenden Licht spektakulärer Erfolge. Doch die meisten Menschen konnten mit dieser Geschwindigkeit nicht mithalten. Sie sehen die Erfolge, bewundern sie, würden sie überwiegend auch für sich in Anspruch nehmen, sind aber selbst noch relativ fest in ihren altmodischen Vorstellungen verhaftet. Und behindern damit die zügige Umsetzung des Recyclinggedankens der Transplantationsmedizin. Genau an dieser Stelle entsteht der Konflikt.

Wenn Frau Malchow in dem Gespräch mit ihrem Ehemann gesagt hätte:»Du, davon will ich jetzt nicht sprechen«, wäre das ihr gutes Recht gewesen. Und ebenso hat sie das Recht, nicht gefragt zu werden, ob sie ihre Organe oder die ihres Mannes zur Transplantation freigibt. Und genau dieses Recht versucht die Bundeszentrale für Gesundheitliche Aufklärung zu unterlaufen.»Nur wer sich selbst entscheidet, übt sein Selbstbestimmungsrecht aus und erspart den Angehörigen eine große Belastung.«

Diese Behauptung ist natürlich nicht korrekt. Ich kann mein Selbstbestimmungsrecht ausüben, indem ich gar nichts entscheide. Indem ich die Frage, ob ich meine Organe spenden möchte oder die Hirntoddefinition für akzeptabel halte, nicht gestellt bekommen möchte. Und meinen Angehörigen kann ich Belastungen ersparen, indem ich sage: Fragt sie nicht.

STERBEN Ich habe jetzt die Aufgabe, Herrn Malchows Angehörige auf dieses Thema vorzubereiten. Zu meinem Glück muss ich nur den Anfang machen. Denn für das eigentliche Thema – ob Herr Malchow als Organspender zur Verfügung steht – gibt es ein speziell geschultes Team, das mit den Angehörigen spricht. Ziel ist es, Herrn Malchows Organe für eine Transplantation zu gewinnen. Die drei großen Themen, um die es dabei letzten Endes immer wieder geht, sind: der Tod, die Nächstenliebe, das Jenseits.

Als Frau Malchow ihren Mann an der Beatmungsmaschine liegen sah, war ihr erster Eindruck: Er sieht lebendig und gut versorgt aus. Er lebt noch. Und jetzt muss sie sich plötzlich mit so abstrakten Dingen wie Hirntod, Elektroenzephalogramm und Nulllinien beschäftigen. Sie wird in eine Konfrontation gezwungen, der sie im Grunde nicht gewachsen ist.

Mit diesen Fragen begannen sich die Menschen erst in der zweiten Hälfte des 20. Jahrhunderts zu beschäftigen. Und die bittere Ironie dieser Notwendigkeit ist evident. Seit es Menschen gibt, waren Tod und Sterben stets gegenwärtig und gehörten zum alltäglichen Leben dazu. Es ist die unheilvolle Errungenschaft des 20. Jahrhunderts, den Tod aus der Welt der Lebenden entfernt zu haben. Tod findet überwiegend woanders statt. Im Krankenhaus, im Heim, hinter verschlossenen Türen. Die Veränderungen nach dem Tod bekommen Angehörige heutzutage kaum noch mit: die Totenstarre, die Abkühlung, den beginnenden Zersetzungsprozess. Das bedeutet, Menschen, die die handgreifliche Physik des Todes nie kennengelernt haben, werden plötzlich mit Todesdefinitionen konfrontiert, an denen sich auch hochkarätige Wissenschaftler die Zähne ausbeißen.

In Deutschland sterben jedes Jahr etwa 850 000 Menschen, die meisten von ihnen an einer chronischen Krankheit. Sie liegen im Bett und irgendwann erlöschen die Lebensfunktionen: Das Herz hört auf zu schlagen, die Atmung setzt aus, das Bewusstsein verdämmert und verschwindet schließlich. Und schon nach kurzer Zeit bilden sich rötliche Flecken am Rücken aus, die Totenflecken. Nach ein bis zwei Stunden beginnt im Gesichtsbereich die Muskulatur zu versteifen und die Starre setzt sich schließlich am gesamten Körper fort. Und nach zwei bis drei Stunden beginnt innerlich der Verwesungsprozess, durch chemische, physikalische und biologische Vorgänge. Der Organismus löst sich auf. Die Angehörigen beginnen mit den Bestattungsritualen.

In der Geschichte der Menschheit und an den verschiedenen Orten der Welt waren diese Rituale sehr unterschiedlich. Tote wurden begraben und verbrannt, einbalsamiert oder auch auf Bäumen bestattet, sie wurden in Flüssen ausgesetzt oder Wind und Wetter überlassen. Diese Rituale gibt es bekanntlich immer noch, auch wenn sie in den meisten Teilen der Welt stark bürokratisiert wurden. Es ist die westliche Medizin, die Tod und Sterben medikalisiert hat. Sie hat Tod und Sterben der ärztlichen Kompetenz untergeordnet und sich schließlich noch das Zugriffsrecht auf den Verstorbenen gesichert.

DER VERLUST DER SEELE Frau Malchow hat in diesem Jahr bereits schon einmal einen Todesfall erlebt. Ihre Mutter war mit 58 Jahren an Brustkrebs erkrankt und schließlich mit 66 Jahren daran gestorben. Frau Malchow hatte die Mutter gepflegt und die Leidenszeit während der letzten Monate sehr intensiv miterlebt. Als dann der Tod eintrat, hat sie dies als Erlösung für die Mutter empfunden. Die Familie von Frau Malchow ist vor siebzehn Jahren mit Eltern und Verwandten aus Kasachstan nach Deutschland gekommen. Sie waren Teil der deutschen Minderheit in der Sowjetunion und der Zusammenhalt in der Familie war sehr groß. Und als die Mutter starb, nahm die ganze Verwandtschaft von ihr Abschied. Die Verstorbene lag in ihrem Krankenbett, das von der Krankenkasse in den letzten Wochen bereitgestellt worden war. Und die kleine Wohnung war voller Menschen. Die Mutter im Bett. Die Augen geschlossen. In ihrem frischen Nachthemd, das man ihr nach dem Tod übergezogen hatte, dabei kalt und steif und tot. Aber irgendetwas von ihr war noch da. Etwas, das schwer zu fassen war. Und mit der Zeit, die verging, wurde es weniger.

Und nun also ihr Ehemann. In einem Krankenbett auf einer technisch hochgerüsteten Intensivstation. Innerhalb weniger Stunden hat Frau Malchow eine Katastrophe durchgemacht: Die Benachrichtigung durch die Polizei, die Angst, die Hoffnung, die beruhigende Mitteilung: Ihr Mann lebt, er wird ärztlich versorgt, die Situation ist stabil. Und dann: Hirntod.

Natürlich hatte sie das schon einmal gehört: Hirntod. Das ist etwas anderes als das normale Sterben. Aber jetzt stand sie vor ihrem Mann. Und langsam, im Gespräch mit den Spezialisten des Transplantationsteams dämmert ihr: Er ist wirklich tot. Er kommt nicht wieder nach Hause. Er wird nicht mehr mit ihr sprechen, er wird nicht mehr da sein. Und plötzlich tritt jemand an sie heran und spricht mit ihr über Organspende. Sie soll sich mit einer ziemlich abstrakten Todesdefinition auseinandersetzen und zusätzlich entscheiden, ob bei ihrem verstorbenen Ehemann Organe entnommen werden können.

Und jetzt? Jetzt wird es kompliziert. Zwei Welten stoßen aufeinander. Die Welt der Frau Malchow und die Welt der Transplantationsmedizin. Frau Malchow ist in einem traditionellen und etwas naiven Sinn gläubig. Sie glaubt an einen persönlichen Gott, der uns liebt, an den wir uns wenden können und zu dem wir zurückkehren, wenn wir gestorben sind.

Was passierte mit Herrn Malchow in den wenigen Sekunden des Unfalls? Als die Knochensplitter in das Gehirn eindrangen und die kleinen Blutgefäße in der Hirnhaut einrissen. Als alles zum Stillstand gekommen war. Die zerstörten Wagen am Straßenrand, jetzt in völliger Ruhe. Und das Blut langsam, aber stetig aus den Gefäßen austrat und der Druck innerhalb des Schädels zunahm. Als Herr Malchow schon bewusstlos war, aber noch lebte. Nach gängigen Kriterien noch ein lebender Mensch war. Mit einer Hirnaktivität, einem schlagenden Herzen und einer funktionierenden Atmung.

Ohne fremde Hilfe hätte er nicht überlebt. Es war zu viel Hirngewebe zerstört, und die anhaltende Blutung im Inneren des Schädels komprimierte die noch unverletzten Teile des Gehirns, unter anderem diejenigen, die Atmung und Herzschlag steuern. Herr Malchow würde das Bewusstsein nicht wiedererlangen und schon bald würde die Atmung aussetzen und wenig später das Herz. Herr Malchow wäre in einem konventionellen Sinne an seinen Verletzungen gestorben. Aber bevor das passierte, kam Hilfe. Der Kreislauf wurde stabilisiert, die Atmung durch eine Maschine aufrechterhalten und es wurde versucht, den Druck im Gehirn, der durch eine Schwellung und das austretende Blut entstand, zu entlasten. Was schließlich auch gelang.

Aber es war zu spät. Die Hirnfunktion war, als alles vorbei war, unumkehrbar zerstört.

Was war in diesen Minuten oder in dieser Viertelstunde geschehen? Als noch Hirnaktivität vorlag, die aber langsam zu erlöschen begann. Als das Herz noch schlug, aber langsam drohte, seine Arbeit nicht mehr zu erfüllen. Und als die Atmung auszusetzen begann und der Sauerstoff mit einer Maschine in die Lungen gepumpt werden musste. Wir wissen es nicht. Aber wir haben eine Vorstellung von Seele. Und zweifellos war Herr Malchow ein beseeltes Wesen in den Sekunden vor dem Unfall. Und höchstwahrscheinlich und nach unserer Vorstellung mit einiger Sicherheit wird Herrn Malchows Seele den Körper verlassen haben, wenn er beerdigt sein wird. Wenn – wie es das Alte Testament ausdrückt – Erde wieder zu Erde wird.

Aber wann verlässt die Seele eigentlich den Körper? Wir wissen es nicht. Wir wissen auch nicht, was die Seele ist, wo sie sitzt und wohin sie geht, wenn wir sterben. Aber wir wissen: Es gibt sie. Und sie wird von der Transplantationsmedizin einfach ignoriert.

Die Politologin Deborah Mathieu schrieb 1988 im Hinblick auf den Hirntod: »Üblicherweise gehören in unsere Vorstellung von Personen im moralischen Sinne die folgenden Fähigkeiten: 1. Sie verfügen über ein Bewusstsein und ein Selbstbewusstsein. 2. Sie sind fähig, aufgrund von Überlegungen zu entscheiden und zu handeln. 3. Sie haben die Fähigkeit, sich innerhalb der Zeit zu erleben, indem sie eine Vergangenheit, eine Gegenwart und eine Zukunft haben ... Diese Sichtweise beinhaltet, dass eine Person, die ihre höheren Hirnfunktionen verliert, nicht mehr existiert.« Jeder, der auch nur im Geringsten von einer metaphysischen Ahnung erfasst wurde, wird bei diesem Satz erschaudern.

Und die Kirchen: »Der unter allen Lebewesen einzigartige menschliche Geist ist körperlich ausschließlich an das Gehirn gebunden.« So geschrieben 1990 in der Erklärung der Deutschen Bischofskonferenz und des Rates der evangelischen Kirche in Deutschland zum Thema Organtransplantation. Woher wissen das die Deutsche Bischofskonferenz und der Rat der evangelischen Kirche?

Im Juni 2009 habe ich Wochenenddienst beim Kassenärztlichen Notdienst in Braunschweig und werde in ein Altenheim gerufen. Eine alte Bewohnerin ist mit 86 Jahren gestorben. Das Ende war zum Schluss absehbar gewesen und die Pflegerin hatte noch die Angehörigen, einen Sohn und eine Tochter, benachrichtigen können, die beide während der letzten Stunden am Sterbebett waren. Ich bitte sie jetzt, kurz den Raum zu verlassen, weil ich die Tote, so verlangt es die Pflicht, vor Ausstellung des Totenscheines gründlich untersuchen muss. Ich bin mit der Pflegerin, sie stammt aus Polen, allein im Raum. Es ist kühl, wir haben einen kühlen Juni in diesem Jahr. Ich schaue zum Fenster, es ist gekippt. Die Pflegerin hat meinen Blick bemerkt.

»Wir öffnen immer das Fenster, damit die Seele hinaus kann«, sagt sie.

»Das ist gut«, sage ich und denke: »Ein schöner Brauch.« Und denke weiter: »Genau. Die Seele, was macht die jetzt?«

Wenig später sitze ich im Dienstzimmer und fülle den Totenschein aus. Und was ich jetzt sage, ist die reine Wahrheit. Es klopft und der Sohn schaut noch einmal herein.»Herr Doktor, darf ich Sie noch mal was fragen?«

»Ja. Natürlich.«

»Sie als Arzt müssen das doch wissen. Ich meine, die Seele. Hat die jetzt eigentlich den Körper schon verlassen?« Ich bin etwas erstaunt, lasse es mir aber nicht anmerken.

»Na ja«, sage ich.»So genau weiß ich das auch nicht. Da müssen Sie den Herrgott fragen. Aber ich persönlich glaube, wenn die Totenstarre beginnt, wenn der Körper auskühlt, die Zeichen des Todes auftreten, ich glaube, dann ist auch die Seele in einer besseren Welt.«

Der Sohn nickt.

»Sagen Sie, muss ich jetzt eigentlich gleich den Bestatter rufen? Oder haben wir noch etwas Zeit?«

Ich kann ihn beruhigen. Er hat noch viel Zeit. Mit der Toten. Er kann warten, bis auch er davon überzeugt ist, dass die Seele den Körper wirklich verlassen hat. Und der Bestatter kann auch noch warten.

MEDIZIN IST KAMPF Die Transplantationsmedizin befindet sich an einer Schnittstelle von Tod und Leben, die sie selbst geschaffen hat: Ein Mensch muss sterben, damit ein anderer leben kann.

Um die Mitte des 20. Jahrhunderts konnte die Medizin auf hundert Jahre unglaublicher Fortschritte zurückblicken. Und in dem Maße, indem die Medizin erfolgreich war, änderte sich ihr Vokabular und auch die Einstellung gegenüber Krankheit. Krankheit wurde bekämpft, ausgerottet, besiegt. Sie war der Feind. Und Sterben und Tod bedeuteten die Niederlage der Medizin.

Wir leben, wenn wir krank sind, im Kriegszustand. Der Einzelne führt Krieg gegen sein individuelles Leiden, die Gesellschaft führt einen Kampf gegen die Krankheit und das Leiden im Allgemeinen. Und gut und schlecht sind klar verteilt: Gut sind Gesundheit und Vitalität, schlecht sind Krankheit, Leiden und Tod.

Als bei Frau Brandes der Herzmuskel langsam schwächer wurde, was zunächst ganz harmlos begann, dann aber zu einem fast kompletten Erliegen der Pumpleistung führte, war auch daran nichts Gutes. Es war schlecht.

Und als Herr Malchow innerhalb weniger Sekunden von 80 km/h auf null heruntergebremst wurde, als auf seinen Kopf Kräfte einwirkten, die die stabilen Schädelknochen zerbrachen und das Gehirn einer Beschleunigung aussetzten, die es nicht ertrug, war daran nichts Gutes zu erkennen. Alles war schlecht. Und es war sinnlos.

Eine neue Form von Sinn erhält der tragische Tod eines Menschen im Verständnis der Transplantationsmedizin. Dieser verstorbene Mensch kann für andere von Nutzen sein. Mit der Einführung des Begriffs der Nächstenliebe als Moment der Organspende ausgerechnet die christliche Religion als weltanschauliche Grundlage für ihren Utilitarismus herhalten zu lassen, darf wohl als eine der folgenreichsten Neubewertungen der Transplantationsmedizin gelten. Nützlich ist der wiederverwertbare Mensch, und die Wiederverwertbarkeit bedeutet Trost für die Hinterbliebenen und Trost für den potenziellen Organspender, der über eine tragische Situation nachdenkt, in die er vielleicht einmal kommt.

Wir haben es verlernt, Leiden und den tragischen Tod als Teil eines Ganzen zu erleben, dessen Sinn wir vielleicht nicht verstehen, das wir aber in seiner Vielfalt des Guten und Schlechten respektieren sollten. Leiden und Tod mögen sinnlos erscheinen, vielleicht auch sein. Warum muss ihnen ein Sinn gegeben werden? Warum können wir sie nicht als Phänomen – unerklärbar und unabwendbar – akzeptieren?

Vielleicht sollte man sich ein Gefühl dafür erhalten, auch die Sinnlosigkeit eines tragischen Todes als Teil unseres Menschseins zu erfahren. Ein Toter erhält nicht dadurch erst Sinn und Bestimmung, dass er wiederverwertet wird. Und ein Leben wird nicht dadurch besser, dass es verlängert wird.

Wenn wir an die Frühphase der Transplantationsmedizin denken, sind uns überwiegend die Erfolge erinnerlich. Die erste Herztransplantation. Der anschließende Feldzug der Organtransplantationen. Und die Leiden werden vergessen. Aber es gab sie. Der erste Mensch, der ein Herz transplantiert bekam, Louis Washkanski, überlebte die Operation achtzehn Tage. Fünf Tage nach dieser Operation wurde das zweite Mal einem Menschen ein Herz übertragen. Die Frau überlebte den Eingriff nicht. Zwischen 1967 und 1970 wurden weltweit 102 Herzen übertragen. Die durchschnittliche Überlebenszeit lag bei 29 Tagen. Bis 1990 verstarben 40 Prozent der Herztransplantierten im ersten Jahr. Bis 1994 wurden weltweit 30 297 Herzen transplantiert. Die Frühsterblichkeit lag zu diesem Zeitpunkt bei zehn Prozent. Nach einem Jahr waren 20

Prozent der Patienten verstorben, nach fünf Jahren 35 Prozent. Und der Einsatz, das Leben nach einer Transplantation zu erhalten, war beachtlich.

BENITO AGRELO Anfang Juni 1994 hielten vor einem Haus in Coral Springs, Florida, fünf Polizeifahrzeuge und zwei Ambulanzwagen. Polizisten und Sozialarbeiter stiegen aus und betraten das Haus. Sie forderten einen der Bewohner, den fünfzehn Jahre alten Benito Agrelo auf, mit ihnen zu kommen. Als er sich weigerte, wendeten sie Gewalt an. Der junge Mann wehrte sich mit Händen und Füßen, trat um sich und schrie. Eine Fensterscheibe ging zu Bruch. Schließlich konnte er überwältigt werden. Er wurde gefesselt und auf eine Krankenhausliege geschnallt. Dann konnte er abtransportiert werden. Was hatte er verbrochen?

Benito Agrelo war mit einer schweren Lebererkrankung zur Welt gekommen. Und hatte unbehandelt langfristig keine Überlebenschance. Als er acht Jahre alt war, wurde ihm im Kinderkrankenhaus Pittsburgh eine Leber transplantiert. Mit dieser Leber lebte er fünf Jahre lang, dann kam es zu einem Organversagen. Im Juni 1992 wurde die Leber entfernt und durch eine neue ersetzt. Die Medikamente, die der Junge schlucken musste, setzten ihm sehr zu, besonders das Präparat FK 506, das heute unter dem Namen Prograf zur Unterdrückung des Immunsystems bei transplantierten Patienten zugelassen ist. Benito Agrelo litt besonders unter Kopf- und Gliederschmerzen sowie unter Depressionen. Die Schmerzen machten es ihm unmöglich, mit seinen Freunden zu spielen, und auch das Lesen fiel ihm immer schwerer. Im Sommer 1993 begann er, die Medikamente zu reduzieren, und im Oktober 1993 setzte er alles ab. Zunächst ging es ihm besser, aber dann verschlechterte sich sein Zustand – wie nicht anders zu erwarten war. Als die Mitarbeiter des Kinderkrankenhauses Pittsburgh dies erfuhren, informierten sie über die Hotline für Kindesmissbrauch das Florida State Department of Health and Rehabilitation. Und Benito Agrelo wurde unter Polizeieinsatz und Gewalt in das Jackson Memorial Hospital gebracht. Dort blieb er vier Tage. Während dieser Zeit verweigerte er jede Blutabnahme und alle Untersuchungen, die über die basale körperliche Untersuchung hinausgingen.

Am 11. Juni 1994 entschied der Richter Arthur Birken, dass der Junge nach Hause gehen und selbst entscheiden könne, ob er

Tabletten nehmen wolle oder nicht. Benito Agrelo soll gesagt haben: »Ich bleibe lieber zu Hause und führe so weit wie möglich ein normales Leben. Und sterbe ohne Medikamentennebenwirkungen.« Er starb am 20. August 1994.

Und Frau Malchow? Sie denkt an ihren Mann und das Leben mit ihm. Er war lebenslustig, manchmal sogar leichtsinnig gewesen. Wie oft hatte sie sich über ihn geärgert. Vieles, was sie ernst nahm, schien ihn nicht zu berühren. Sie denkt daran, wie er mit den Kindern auf dem Bolzplatz Fußball spielte, wie stolz sie oft auf ihn war. Ein attraktiver Mann. Und im Kern eigenartig weich. Er tat ihr manchmal leid. Wie er unter Kleinigkeiten leiden konnte. Oder wenn er Ärger am Arbeitsplatz hatte. Und die Zeit, als er Angst hatte, entlassen zu werden. Und nachts nicht mehr schlafen konnte.

Und sie sagt Ja. Sie willigt ein in die Organspende. Und leise: »Behandeln sie ihn gut.«

Frau Brandes wird ein neues Herz bekommen. Sie wird chronisch krank sein. Sie wird eine chronische Krankheit gegen eine andere chronische Krankheit eintauschen. Aber ihr Leben wird völlig anders sein als vorher. Sie wird manchmal an den unbekannten Spender denken.

Ist die Sache gut ausgegangen? Wer weiß. In gewisser Hinsicht bestimmt. Aber es bleiben Fragen. Und ich? Meine Schicht ist zu Ende. Im Fahrstuhl treffe ich einen Kollegen, der die ganze Sache miterlebt hat.

»Und? Habt ihr ihn?«

Die Bundeszentrale für Gesundheitliche Aufklärung gibt in ihrer Broschüre »Antworten auf wichtige Fragen«. Die Antwort auf die wirklich wichtigen Fragen hat allerdings auch sie nicht. Und, was noch unangenehmer ist: Sie geht nicht auf die Zweifel ein. Die Zweifel und die Unsicherheiten des Lebens, des Sterbens, der Seele und der Schöpfung.

Am Abend blättere ich in dem Buch *Kitsch, Konvention und Kunst*, das der Kirchen- und Religionskritiker Karlheinz Deschner 1957 veröffentlicht hat. Jahre, bevor uns Christiaan Barnard dazu zwang, uns diesen Fragen im praktischen Leben zu stellen. Deschner würdigt in diesem Buch den monumentalen Roman *Fluss ohne Ufer* von Hans Henny Jahnn. Und in dieser Würdigung der Satz: »Der Mensch beginnt, sich nicht mehr so wichtig zu nehmen, sich nicht mehr in unerhörter Arroganz als Mittelpunkt, als Krone der Schöpfung zu sehen, er beginnt, sich wieder auf seine Ursprünge zu besinnen und auf sein Ende, das ja wieder in den Ursprung mündet, in die Materie. Diese Materie aber ist nicht tot. Sie lebt, sie hat nur kein Bewusstsein, aber sie ist das Bleibende; der Mensch, das Einzelindividuum, ist ein ephemeres Zwischenspiel, Materie, in der sich Bewusstsein konzentriert, bis es sich wieder verflüchtigt mit seiner Verwesung.«

Und ich denke an Christiaan Barnard. Er starb in Paphos auf Zypern. Und an Louis Washkanski, der seine Herzoperation 18 Tage überlebte. Und an Herrn und Frau Malchow. Und Frau Brandes. Und den seltsamen Kollegen, der mich im Fahrstuhl fragte: »Habt ihr ihn?«

ALTER UND DEMENZ – GEZAHLT WIRD AM ENDE

Frau Dietz ist die 42-jährige Frau aus dem Kapitel »Mehr Bewegung«, die etwas mehr Sport treiben wollte, die Frau mit dem 74-jährigen Vater, dem sie den Haushalt »etwas auf Vordermann« bringt. Und der ihr zunehmend Kummer bereitet.

Frau Dietz hat das Problem bereits mehrmals im Nebensatz angesprochen, als es um ihre Freizeit ging und ihre Pflichten und Aufgaben. Zwei- bis dreimal in der Woche geht sie zu ihrem Vater, um sich um ihn zu kümmern. Nach dem Tod seiner Frau vor sieben Jahren war er zunächst ziemlich zusammengefallen, wie Frau Dietz beschreibt. Aber er hatte sich dann berappelt und versorgt sich jetzt überwiegend selbst.

»Aber er wird so furchtbar vergesslich«, klagt Frau Dietz. »Manchmal mache ich mir doch Sorgen, nicht dass er noch Alzheimer bekommt.«

Irgendwann bringt Frau Dietz ihren Vater dann mit in die Sprechstunde. Herr Deichmann war bis zu seiner Pensionierung Außendienstmitarbeiter in einer mittelgroßen Firma, die mit Schmierstoffen handelt. Er ist ein großer Mann, sicher 185 cm groß mit einem Körperbau, den man als stattlich bezeichnen würde. Auch mit seinen 74 Jahren ist er immer noch eine imponierende Erscheinung. »Das ist ganz schlimm«, sagt er. »Ich treffe alte Bekannte und mir fällt der Name nicht ein.«

»Ach, das geht mir auch oft so«, sage ich. »Ich habe zum Glück immer den Namen der Patienten auf dem Bildschirm.«

»Ja, das ist gut. So etwas brauche ich auch.« Und dann schaut er mich mit seinen sehr lebhaften graublauen Augen an. »Aber es ist manchmal wirklich beängstigend, Herr Doktor. Ich bin früher durch ganz Deutschland gefahren, zu meinen Kunden. Meinen Sie, ich habe eine Karte gebraucht? Oder ein Navi? Ich habe 50 000 Kilometer im Jahr gemacht. Jetzt sitze ich manchmal im Auto und weiß nicht mehr, wie ich zum Baumarkt komme. Oder neulich, ich konnte nicht sagen, wie ich in die Südstadt komme. Bin ich tausend Mal gefahren, die Strecke.«

175

Frau Dietz sitzt neben ihm und schaut mich etwas mitleidig lächelnd an. Dann kneift sie den Mund zusammen und zuckt die Schultern.

Ich hatte Herrn Deichmann schon ein paar Jahre zuvor einige Male gesehen. Damals hatte er mir viel von sich erzählt. Er ist ein sympathischer Mann, der allerhand erlebt hat. Er hat nie geraucht, kaum getrunken, und war recht sportlich. In seiner Jugend hat er geboxt, »nicht wettkampfmäßig, aber immerhin«. Er hat Handball gespielt und bezeichnet sich als guten Skiläufer. »Früher – ja, Herr Doktor, ich war sehr sportlich.«

Ich glaub's ihm. Und nun versuche ich, ihn und seine Tochter vorsichtig darauf vorzubereiten, dass die Sache mit dem Gedächtnisverlust und den Orientierungsschwierigkeiten schon sehr lästig werden kann. Und dass seltsamerweise manche Menschen im Alter körperlich gebrechlich oder herzschwach sind, dafür aber ein perfekt funktionierendes Gedächtnis haben.

»Meine Schwiegermutter gehört dazu«, sage ich. »Sie hat eine schlimme Arthrose, übler Gelenkverschleiß, aber ein Gedächtnis, da kann ich nur staunen.« Meine Schwiegermutter ist 81 Jahre alt.

»Aber bei manchen Menschen lässt eben doch das Gedächtnis eher nach. Und ich weiß auch, dass so etwas die Lebensqualität ziemlich einschränken kann. Man kann versuchen, etwas dagegen zu unternehmen, aber im Grunde muss man sich mit der Situation, ich sage mal, schicksalsartig abfinden.«

Ich sehe Herrn Deichmann in der nächsten Zeit noch drei oder vier Mal. Und das Gespräch verläuft immer nach demselben Muster. Wir sprechen über irgendein aktuelles Thema, das ihn betrifft. Und dann, fast schon beim Hinausgehen, kommt jedes Mal das Gleiche: »Herr Doktor, über eins muss ich doch noch mal mit Ihnen sprechen. Und das ist mein Gedächtnis. Das ist manchmal ganz schlimm. Ich treffe irgendeinen Bekannten und der Name fällt mir nicht mehr ein. Das ist mir richtig unangenehm.« Und jedes Mal berichtet er dann noch von seinen räumlichen Orientierungsschwierigkeiten und seiner früheren Tätigkeit im Außendienst, als er noch in ganz Deutschland unterwegs war. Ohne Frage: Herr Deichmann hat ein Problem. Er hat einen Morbus Alzheimer.

176

MORBUS ALZHEIMER Alois Alzheimer wurde 1864 geboren. Seit 1888 arbeitete er erst als Assistent, dann als Oberarzt in der »Städtischen Anstalt für Irre und Epileptische« in Frankfurt am Main. Im November 1901 wird in der Klinik eine Frau aufgenommen, Auguste D., die als erste Alzheimer-Patientin gelten kann. Sie ist erst 51 Jahre alt, zeigt aber bereits alle Merkmale der senilen Demenz. Ein Krankheitsbild, das später als präsenile Demenz bezeichnet wird, also als Abbau der intellektuellen Fähigkeiten und des Gedächtnisses deutlich vor dem, was früher als »Altersschwachsinn« bekannt war.

Der Begriff Alzheimer-Krankheit wurde erstmals 1910 von dem Psychiater Emil Kraeplin benutzt, bereits neun Jahre nachdem Alzheimer die noch relativ junge Auguste D. mit ihrer verfrühten, präsenilen Demenz aufgefallen war. Alzheimer selbst stirbt mit 51 Jahren an einer Endokarditis lenta, einer langsam fortschreitenden Entzündung der Herzklappen.

Der Begriff Alzheimer-Erkrankung hat dann bald einen Bedeutungswandel erlebt. Schon in den 1920er- und 1930er-Jahren wird er auch auf die bekannte senile Demenz des alten Menschen ausgedehnt. Heute werden von Laien und Ärzten alle Formen von Demenz beim älter werdenden Menschen, sei er Mitte fünfzig oder schon über achtzig, als Alzheimer-Erkrankung bezeichnet. Die klassische präsenile Demenz war und ist relativ selten. Und so wäre der »Alzheimer« auch selten geblieben, wenn nicht die Lebenserwartung der Menschen so enorm gestiegen wäre.

Damit ist diese Krankheit zu einem riesigen Problem geworden, dessen größtes Ausmaß noch lange nicht erreicht ist. Denn die zunehmende Lebenserwartung lässt auch die Zahl dementer Menschen kontinuierlich ansteigen, und Medikamente, die diese Krankheit wirksam verhindern, gibt es derzeit nicht.

Die Alzheimer-Erkrankung ist inzwischen zu einem der populärsten Themen der Medien und Institutionen unseres Gesundheitssystems geworden. Von Fachveröffentlichungen über die Apotheken-Zeitschrift bis hin zur Bild-Zeitung. Und es werden Bücher geschrieben über Alzheimer-Kranke, ihre Pflege, die Sorgen und Nöte der Angehörigen. Derzeit sollen etwa 1,3 Millionen Menschen mit der Alzheimer-Erkrankung in Deutschland leben, und es gibt seriöse Schätzungen, die eine Zahl von über drei Millionen in zehn Jahren prognostizieren. Und in dem Maß, in dem die Zahl der betroffenen Familien zugenommen hat, ist auch der Umgang mit der Krankheit offener geworden. Die Krankheit ist kein Tabu mehr. Im Gegenteil. Nicht selten erlebt man einen geradezu exhibitionistischen Umgang mit ihr, bei Betroffenen, Angehörigen, bei Prominenten und in den Medien.

Heute dominiert ein anderes Tabu die Gespräche und Bücher und Zeitungsartikel. Wann immer uns ein Demenzkranker geschildert wird, so geschieht das in einem verständnisvollen und optimistischen Gestus. Er oder sie ist vergesslich, manchmal auch störrisch und vielleicht sogar aggressiv. Aber immer, und ich betone immer, sind diese Schilderungen von dem Gefühl durchdrungen, dass die Menschen unsere Hilfe brauchen und dass sich ein wie auch immer gearteter positiver Aspekt in diesem Schicksal finden ließe. Es wird der Eindruck vermittelt, mit Gehirnjogging, liebevoller Zuwendung, Versorgung und nicht zuletzt mit Medikamenten ließe sich ein erträglicher Zustand, ein akzeptables Leben herbeiführen. Aber stimmt dieser Eindruck? Schon die nüchternen Zahlen lassen die tatsächlichen Probleme erkennen. Gehen wir einmal von drei Millionen Kranken in Deutschland aus: Wie viele Pfleger sind für eine 24-Stunden-Betreuung nötig? Wie soll das funktionieren? Wird es Medikamente geben? Sind sie bezahlbar? Welches ist das Ziel der Therapie? Heilung? Oder ist das Ziel lediglich, ein unaufhaltsames Fortschreiten um drei Monate zu verschieben? Oder um drei Jahre? Damit ein Mensch seine stark eingeschränkten emotionalen und kognitiven Fähigkeiten vom 83. bis ins 85. Lebensjahr konserviert, um dann doch in den Abgrund der völligen Vereinsamung zu rutschen? Ich kenne kaum jemanden, der sich das selbst antun würde.

Es gehört zu einem der großen Tabus des modernen Gesundheitswesens überhaupt, dieses auch auszusprechen: Die präsenile und die senile Demenz sind grauenhaft. Für die Betroffenen und für die Angehörigen.

Bis zum vierzigsten Lebensjahr machen sich die wenigsten Menschen ernsthafte Gedanken über die ihnen verbleibende Lebenszeit. Oder darüber, wie sie diese eventuell verlängern können. Aber dann beginnen doch viele, den unaufhaltsamen Verlust von Zeit deutlicher zu spüren. Und sie denken darüber nach, wie es weitergeht und wie lange.

Frau Dietz ist 42 Jahre alt. Von hunderttausend Mädchen, die im gleichen Jahr wie sie geboren wurden, sind 1638 bereits gestorben. Davon 380 schon im ersten Lebensjahr. Es leben von ihrem Jahrgang noch 98 362 Frauen. Eine beachtliche Zahl. Man kann sie der Sterbetafel von Deutschland entnehmen.

Und all diese 42-jährigen Frauen, Frau Dietz eingeschlossen, haben laut statistischer Lebenserwartung noch weitere 40,5 Jahre vor sich. Auch nicht schlecht. Aber pro Jahr werden ab jetzt mehrere hundert Frauen sterben. Und wenn Frau Dietz siebzig Jahre alt ist, werden von ihren hunderttausend Jahrgangsgenossinnen pro Jahr mehr als tausend sterben. Wenn Frau Dietz neunzig Jahre alt ist, werden 75 Prozent der Frauen ihres Jahrgangs gestorben sein. Aber immerhin: 25 000 werden noch leben. Wie wird es ihnen gehen? So wie den Neunzigjährigen heute? Oder besser? Oder schlechter? Und wird es Menschen geben, die sich liebevoll um sie kümmern? Wie viel Geld wird zur Verfügung stehen, um sie zu versorgen, ihnen Wohnraum zu geben und eine ausgewogene Ernährung? Und werden sie ein menschenwürdiges, soziales Umfeld haben? Schwer zu sagen. Aber wenn man sich die Pflegesituation in Deutschland im Jahre 2010 anschaut und die demografische Entwicklung der nächsten vierzig Jahre berücksichtigt, besteht ernsthafter Grund zur Sorge.

Die Lebenserwartung eines Kindes, das in Deutschland im Jahre 1850 geboren wurde, lag bei etwa 35 Jahren. Trotzdem wurden auch damals nicht wenige Menschen siebzig, achtzig oder neunzig Jahre alt. Die weitaus gefährlichste Zeit war das erste Lebensjahr. Und auch heute noch ist das erste Lebensjahr für die nächsten fünfzig Jahre das gefährlichste im Leben eines Menschen. Von hunderttausend Kindern, die geboren werden, sterben vierhundert vor dem ersten Geburtstag. Wenn dieses Jahr hinter ihnen liegt, wird das Leben erst einmal deutlich weniger riskant. Im zweiten Lebensjahr fällt die Zahl auf ein Zehntel ab, es sterben noch vierzig Kinder pro Jahr. Die Zahl der Verstorbenen eines Jahrgangs erreicht ihr Minimum um das zehnte Lebensjahr und liegt hier bei etwa zehn Verstorbenen von hunderttausend eines Jahrgangs. Dann steigt die Rate der Verstorbenen pro Jahr wieder langsam an und erreicht die Zahl vierhundert wieder um das fünfzigste Lebensjahr herum. Das Maximum der Sterblichkeit eines Jahrgangs liegt zwischen dem achtzigsten und dem neunzigsten Lebensjahr, bei Frauen bekanntermaßen etwas später als bei Männern. In diesem Alter versterben pro Jahr zwischen dreitausend und viertausend Menschen eines Jahrgangs. Das heißt, immer mehr Menschen sterben in einem annähernd gleichen Alter. Nämlich hochbetagt zwischen achtzig und neunzig Jahren. Dieses Phänomen wird als Kompression der Mortalität bezeichnet.

Noch im 19. Jahrhundert sah die sogenannte Absterbekurve eines Jahrgangs völlig anders aus. Wenn man einmal das hochgefährliche erste Lebensjahr unberücksichtigt lässt, zeigte die Absterberate über die Lebenszeit einen fast linearen Verlauf:

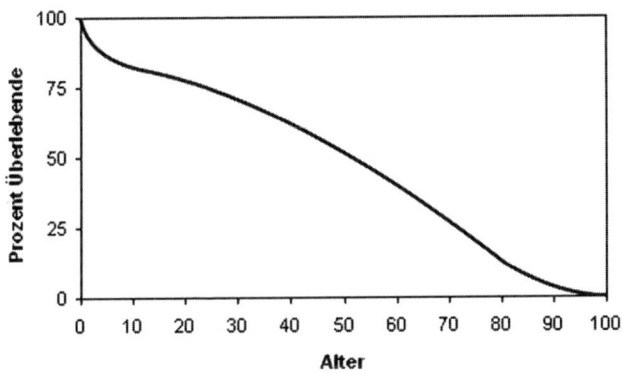

Abbildung 2

Heute sieht die entsprechende Kurve so aus:

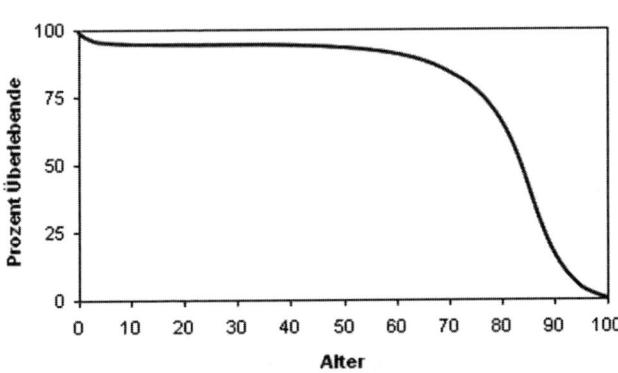

Abbildung 3

Das heißt: Das Leben ist sicherer geworden. Woran liegt das? Die Ursachen sind vielfältig. Bessere Lebensbedingungen spielen eine Rolle, humanere Arbeitsverhältnisse, bessere Ernährung. Und natürlich auch bessere hygienische Verhältnisse, die Bekämpfung von Seuchen, Impfungen und die Möglichkeiten der medizinischen Behandlung. Insgesamt wird aber die ärztliche Kunst einen nur sehr geringen Anteil an der größeren Sicherheit während der Lebenszeit haben.

Im Jahre 2002 veröffentlichten Jim Oeppen und James W. Vaupel in der renommierten wissenschaftlichen Zeitschrift *Science* eine außerordentlich interessante Arbeit über die Entwicklung der Lebenserwartung seit 1840. Sie ermittelten für jedes Jahr das Land mit der höchsten Lebenserwartung. Die Spitzenreiter wechselten oft, aber natürlich tauchten im Zeitraum zwischen 1840 und 2000 einige Länder mehrfach an der Spitze auf. Dann trugen Oeppen und Vaupel den ermittelten Wert in eine Grafik ein und erhielten folgendes Bild:

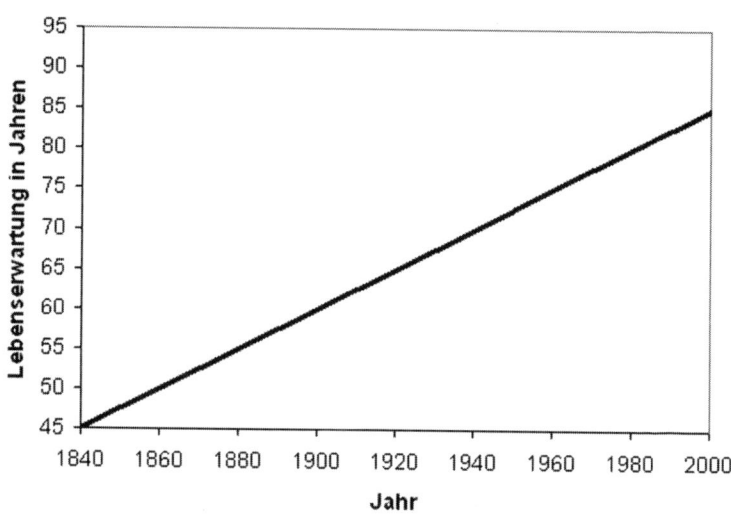

Abbildung 4

Vereinfacht gesagt zeigt die Grafik, dass seit 1840 sehr geradlinig alle zehn Jahre die Lebenserwartung eines neugeborenen Kindes um zwei Jahre zugenommen hat. Die Entwicklung hat begonnen, lange bevor es wirksame medizinische Behandlungen gegeben hat. Auch wenn Deutschland nicht zu den Spitzenreitern gehört – noch 1880 lag die Lebenserwartung unter vierzig Jahren –, lässt sich diese Tendenz bis in die jüngste Vergangenheit auch für Deutschland belegen. Und regelmäßig wurde die Entwicklung unterschätzt. Im Jahre 1987 verglich der Mediziner Felix Anschütz in seinem damals sehr weitverbreiteten Buch *Ärztliches Handeln. Grundlagen, Möglichkeiten, Grenzen, Widersprüche* die Lebenserwartung um 1900 mit derjenigen im Jahre 1975. In dieser Zeit war die Lebenserwartung bei Männern von 45 auf 68 Jahre gestiegen und bei Frauen von 48 auf 75 Jahre. Im gleichen Zeitraum stieg die Lebenserwartung eines Mannes, der schon achtzig Jahre alt geworden war, um weitere vier bis fünf Jahre. In gleicher Weise stieg die Lebenserwartung von Frauen von fünf auf sechs Jahre. Und Anschütz resümierte: »Wenn jemand dieses Alter erreicht hat, ist seine Aussicht, noch viel älter zu werden, ebenso gering wie vor 75 Jahren. Die Schlussfolgerung aus diesen Zahlen heißt, dass die Lebenserwartung nicht wesentlich weiter ansteigen wird.« Was für eine grobe Fehleinschätzung.

Heute liegt die Lebenserwartung beim Mann zehn Jahre über der Einschätzung von Anschütz und diejenige einer Frau acht Jahre darüber. Und ein Achtzigjähriger hat noch eine weitere Lebenszeit von sieben Jahren vor sich, eine ebenso alte Frau von mehr als acht Jahren. Die Beobachtung von Oeppen und Vaupel trifft weiterhin zu: Alle zehn Jahre verlängert sich die Lebenserwartung eines neugeborenen Kindes um zwei Jahre, und das völlig gleichbleibend seit 1840. Noch zwischen 1980 und 2002 stieg die Lebenserwartung um etwa fünf Jahre an. Wo wird das enden?

Wahrscheinlich wird die Kompression der Sterblichkeit weiter zunehmen, aber irgendwann wird sich die bisher linear verlaufende Zunahme der Lebenserwartung abflachen und in ein Plateau übergehen. Das biologisch maximal mögliche Alter wird dann von den meisten Menschen erreicht werden. Aber wo wird es liegen? Ich würde auf eine Zahl irgendwo knapp unter neunzig Jahren tippen, aber darauf keine Wetten abschließen. Auch wenn ich den Ausgang nicht mehr erleben würde. Ich bin fünfzig Jahre alt und habe in diesem Alter eine statistische Lebenserwartung von etwa 78 Jahren. Wenn ich dieses Alter tatsächlich erreichen sollte, wird das im Jahre 2036 sein. Ein Kind, das in diesem Jahr, meinem Todesjahr, geboren wird, hat dann eine Lebenserwartung von etwa 82 Jahren. Eine Lebenserwartung, die also noch steigerungsfähig ist.

Wenn man sich die Liste der Todesursachen in Deutschland ansieht, fällt eines auf: Die Menschen sterben an Herzerkrankungen, am Schlaganfall, an Lungenerkrankungen und an Krebs. Aber nicht an Demenz und nicht an Altersschwäche und Hinfälligkeit.

TODESURSACHEN IN DEUTSCHLAND 2005 Im Jahr 2005 starben in Deutschland 830 227 Menschen, davon an

Herz-Kreislauferkrankungen	44 Prozent
Krebs	26 Prozent
Infektionskrankheiten	8 Prozent
Erkrankungen der Atmungsorgane	7 Prozent
Erkrankungen der Verdauungsorgane	5 Prozent
Verletzungen, Unfälle	4 Prozent
	94 Prozent

Was kann man daraus schließen? 70 Prozent der Menschen sterben an Durchblutungsstörungen des Herzens oder an Krebs. Noch einmal 24 Prozent an anderen heilbaren oder vielleicht sogar vermeidbaren Erkrankungen. Das heißt: 94 Prozent der Menschen sterben an Krankheiten, die Gegenstand von Präventionsbemühungen, Früherkennungsmaßnahmen und Behandlungen sind. 94 Prozent der Menschen, so scheint es, sterben an Krankheiten, an denen sie eigentlich nicht sterben sollten. Aber stimmt das?

In welcher Statistik werden die vielen Menschen erfasst, die irgendwann beginnen, nicht mehr richtig zu essen und zu trinken? Die nicht mehr mit ihrer Umgebung kommunizieren, ihre Mitmenschen nicht mehr erkennen. Die bettlägerig werden, die irgendwann einfach nicht mehr leben wollen. Die sich vom Leben und der Welt zurückziehen. Mit Arthrose, Muskelschwund, Osteoporose, Schwerhörigkeit und beginnender Blindheit und einer bedrückenden Einschränkung ihrer geistigen Fähigkeiten.

Aber es gibt sie. Und nicht wenige. In jedem Altenheim kann man sich davon überzeugen. Sie sind manchmal noch relativ jung, Anfang siebzig, oft körperlich zunächst auch noch rüstig. Häufig aber sieht man diese Bilder bei sehr alten Menschen, in den hohen Achtzigern oder Neunzigern. Und die meisten von uns beschleicht dann der Gedanke: Ich möchte das nicht erleben. Und wir sind froh, wenn wir die Welt der zunehmenden Demenz wieder verlassen und erst mal wieder an etwas anderes denken können.

Wie wird die Welt im Jahre 2072 aussehen? Im Jahr der maximal komprimierten Mortalität? Mit einer Lebenserwartung von neunzig Jahren, die von über 90 Prozent der Menschen erreicht wird? Krankheiten in der ersten Lebenshälfte werden dann wahrscheinlich sehr selten und kurz sein. In der zweiten Lebenshälfte werden wir eine ganze Reihe chronischer Erkrankungen erleben, die aber medizinisch kontrolliert werden können. Und wir werden vielleicht sehr viele Menschen in einem sehr hohen Alter sehen, die unter Beschwerden leiden, die wir nicht beeinflussen können. Hinfällige Menschen, dement, lebenssatt. Aber sie werden nicht sterben können.

Am Abend sitze ich zu Hause und lese noch in den *Sudelbüchern* von Georg Christoph Lichtenberg (1742-1799), in denen sich der Göttinger Professor für Naturlehre, Astronomie, Mathematik und Philosophie als großartiger Aphoristiker erwiesen hat. Aufgrund einer Erkrankung hatte er eine stark verkrümmte Brustwirbelsäule. Scherzhaft hatte er einmal bemerkt, dass deshalb sein Gehirn näher am Herzen liege als bei anderen Menschen. Er hat über mehrere Jahre Gedanken und Erlebnisse und Assoziationen in Heften, eben in besagten »Sudelbüchern« aufgeschrieben. Im Jahre 1766, als die Lebenserwartung in Deutschland unter 35 Jahren lag, hat er interessante Überlegungen zur Verlängerung des Lebens angestellt. Ich habe den Text so übernommen, wie er überliefert wurde: altmodisch und holperig anmutend, aber in seiner Spontaneität sehr ausdrucksstark.

»Es gibt zwei Wege das Leben zu verlängern, erstlich daß man die beiden Punkte geboren und gestorben weiter von einander bringt und also den Weg länger macht, diesen Weg länger zu machen hat man so viele Maschinen und Dinge erfunden, daß man, wenn man sie alleine sähe, unmöglich glauben könnte, daß sie dazu dienen könnten, einen Weg länger zu machen, in diesem Fache haben einige unter den Ärzten sehr viel geleistet. Die andere Art ist, daß man langsamer geht und die beiden Punkte stehen lässt, wo Gott will, und dieses gehört für die Philosophen, diese haben nun gefunden, daß es am besten ist, daß man zugleich botanisieren geht, zick-zack, hier versucht über einen Graben zu springen und dann wieder herüber, wo es rein ist und es niemand sieht, einen Purzelbaum wagt und so fort.« (Heft B, 129)

ABBILDUNGSVERZEICHNIS

Abbildung 1, S. 123 aus: Journal für Kardiologie 2003, 10 (12), S. 550.

Abbildungen 2 und 3, S. 179 aus: Anschütz, Felix: Ärztliches Handeln. Grundlagen, Möglichkeiten, Grenzen, Widersprüche. Wissenschaftliche Buchgesellschaft Darmstadt 1987, S. 5.

Abbildung 4, S. 180 aus: Gruss Peter (Hrsg.): Die Zukunft des Alterns. Die Antwort der Wissenschaft. Darin: Vaupel, James W.; Kistowski Kristin G.: Die Plastizität menschlicher Lebenserwartung. C. G. Beck, München 2007, S. 58.

DANKSAGUNG

Ich danke Dr. Rüdiger Dammann und der Agentur Brodersen-Dammann für den Beistand bei der Planung des Buches und für die Vermittlung des Manuskripts.